体适能、体力活动与运动功能评估

伊向仁 编著

山东大学出版社

SHANDONG UNIVERSITY PRESS

·济南·

图书在版编目(CIP)数据

体适能、体力活动与运动功能评估/伊向仁编著
.—济南:山东大学出版社,2021.6（2023.10 重印）
ISBN 978-7-5607-6603-4

Ⅰ.①体… Ⅱ.①伊… Ⅲ.①体育锻炼－适应能力－
运动功能－评估 Ⅳ.①G806

中国版本图书馆 CIP 数据核字(2021)第 180445 号

策划编辑	姜　山	
责任编辑	李昭辉	
封面设计	张　荔	

出版发行	山东大学出版社
社　　址	山东省济南市山大南路 20 号
邮政编码	250100
发行热线	(0531)88363008
经　　销	新华书店
印　　刷	济南巨丰印刷有限公司
规　　格	720 毫米×1000 毫米　1/16
	6 印张　104 千字
版　　次	2021 年 6 月第 1 版
印　　次	2023 年 10 月第 2 次印刷
定　　价	28.00 元

版权所有 侵权必究

前　言

　　"健康中国 2030"规划提出,要完善我国的人群体质健康监测体系,制定实施针对老年人等特殊群体的体质干预计划,加强对老年人常见病、慢性病的健康指导和综合干预,强化对老年人的健康管理。目前,我国老年人健康体适能研究起步较晚,且测试者年龄基本在 60～69 岁,缺少对高龄老年人健康体适能的研究。在"生物—心理—社会"医学模式下,原有的以生理学指标为主要内容的评价体系已不再适用,难以真实反映老年人机体的健康水平,而且针对老年人健康体适能影响因素的相关研究较少,导致缺乏行之有效的老年人健康体适能干预措施和改善途径。对此,笔者认为应加快构建我国的老年人健康体适能测评体系,全面研究老年人健康体适能的影响因素,构建影响因素模型,以识别老年人健康体适能的危险因素和促进因素,进而制定有针对性的措施,如运动处方、膳食推荐量等,以改善我国老年人的体适能水平。

　　体力活动水平、身体形态和年龄是导致老年人健康(功能性)体适能下降的主要因素,其中,体力活动水平下降的主要原因是锻炼年限较短和年龄增加。适量体力活动有利于提高老年人的功能性体适能水平,对老年人改善自身的心肺耐力、身体成分及血脂代谢具有重要作用。健康体适能可以反映人体的健康状况、功能行动能力及身体独立自理能力,与人们的生活质量密切相关。通过对老年人健康体适能和体力活动评价工具的研究,可以根据相关的评价标准对其健康体适能状态进行评估,并通过评价将老年人自身健康体适能的得分与同龄、同性别老年人的得分进行对比,根据对比结果对老年人的体适能状况进行改善,这也有利于提高老年人的身体独立自理能力,引导老年人科学地参加体育锻炼,激发老年人的锻炼意识,提高老年人的晚年生活质量,延缓老年人生理功能的衰退。

　　本书主要介绍了老年人的体适能、体力活动与运动功能评估工具，其中包括平衡能力测试、日常生活能力与运动功能评估等，旨在让读者了解如何评估并对评估结果进行解释，以便制定出合适的个性化体力活动计划。本书中的这些工具已被国内外学者验证具有可靠性与有效性，是系统性的、规范的老年健康评估工具，对促进老年人的健康具有一定的作用。由于编著者水平所限，书中的不妥之处敬请读者批评指正。

伊向仁

2021 年 6 月

目　录

第一章　平衡能力测试

人体的平衡能力是指人体维持自身稳定性的能力,包括维持某种姿势的能力和受外作用力时调控机体保持平衡的能力。平衡能力是人体重要的生理机能之一,从生物力学的角度而言,影响人体平衡能力的因素主要是支撑面积、支撑面的稳定性、重心高度、体重等;从生理学的角度而言,影响人体平衡能力的因素主要是依赖于视觉、前庭器官、本体感受系统的信息输入和神经中枢对相关信息的整合与对运动效应器官的控制。因此,当人体的平衡能力发生障碍时,主要表现包括肌力和耐力低下,关节的灵活度和软组织的柔韧度下降,中枢神经系统功能出现障碍,视觉、前庭功能、本体感受效率下降,触觉的输入和敏感度降低,空间感知能力减弱等。由于不同类型人群的平衡能力特点各不相同,因此在研究人体平衡能力的测量与评定方法时,还要考虑人群类型。例如,对于儿童、老年人、孕妇、平衡障碍人群等而言,评定人体的平衡能力可以为预防跌倒提供科学依据;对于正常成人而言,平衡能力是反映人体生理机能状况的重要指标之一;对于要求具备较高平衡能力的运动员而言,平衡能力是体现其专项素质的重要指标。本章旨在收集国内外有关人体平衡能力测试的研究成果,归纳总结人体平衡能力的测量与评定方法。

平衡能力是人体的一项重要生理功能,特别是对于中老年人而言更为重要,其对预测和预防衰老及跌倒性疾病具有极为重要的意义。人体平衡能力的维持是一个神经-肌肉综合活动的过程,人体的平衡能力受到视觉、本体感觉和前庭感觉系统三方面的影响。测量人体的平衡能力对预防某些疾病,特别是神经系统疾病和运动系统疾病具有重要的意义,其涉及范围包括临床诊断治疗、康复医学、老年医学、运动医学以及特种行业。

所谓"平衡",是指人体处在一种姿势或稳定状态下,以及不论处于何种位置时,当运动或受到外力作用时,都能自动地调整并维持原有姿势的能力。其中,处在一种姿势或稳定状态下调整并维持原有姿势属于静态平衡,运动或受到外力作用时调整并维持原有姿势属于动态平衡。平衡能力的感觉来源于前庭觉、视觉和躯体感觉。前庭觉提供了有关身体在一个不动的参照系统中的定位以及身体运动时加速的情况;视觉不仅能提供人体周围环境的信息,而且还能提供身体运动和方向的信息;躯体感觉由肌肉、关节、肌腱等处的感受器产生。最终,各方面的信息都传入中枢神经系统,进行综合分析处理后,再经锥体束发出随意运动的冲动,指挥肌肉-骨骼系统随时纠正身体的位移与偏差,达到身体平衡与姿势的稳定。常用的人体平衡测试法有传统的主观观测法、量表法和压力平板测试法等。

传统的主观观测法操作简单易行,其优点是方便、直观、快捷,但过于粗略和主观,缺乏客观的量化标准,因此只能用于对怀疑有平衡能力障碍的患者的初步筛查;量表法易于量化,便于对照,但操作烦琐耗时,且易受人为因素的影响,误差较大;压力平板测试法操作简单快捷,但专业性强,费用较高,适宜在研究中使用。

第一节　平衡能力评定

平衡能力评定包括三级评定法、对平衡反应的评定和对运动对策的评定。

一、三级评定法

三级评定法属于定性评定方法,评价内容包括静态平衡、自动态平衡和他动态平衡,均分为坐位平衡和站位平衡。静态平衡用于评定维持身体直立不动的能力,通常以 2 min 为标准;自动态平衡用于评定身体随意朝着各方向运动,使躯干偏离中线并能够调整回直立姿势的能力,包括从地上捡物;他动态平衡用于评定身体安全有效地对外来干扰做出反应的能力。

二、对平衡反应的评定

平衡反应是指当身体重心或支持面发生变化时,为了维持平衡所做出的应对反应,是人体为恢复平衡而做出的保护性反应,其评定内容包括俯/仰/卧位倾斜反应、手膝位反应、坐位平衡反应、跪位平衡反应和迈步反应。

其中,坐位平衡反应的检查方法是:让受试者坐在椅子上,检查者将受试者的上肢向一侧牵拉,阳性反应为受试者的头部和躯干向对侧侧屈,被牵拉一侧出现保护性反应,另一侧上肢和下肢出现伸展及外展(平衡反应);阴性反应为受试者的头部和躯干无调整,不出现平衡反应和保护反应(或部分肢体出现阳性反应)。迈步反应的检查方法是:让受试者取站位,检查者握住其上肢,向左、右、前、后方推动受试者,阳性反应为受试者的脚向侧方或前、后方迈出一步,头部和躯干出现调整;阴性反应为受试者的头部和躯干无调整,无法为掌握平衡而迈出一步。

三、对运动对策的评定

正常人在身体重心受到前、后方向的干扰时,会采用踝对策、髋对策以及跨步对策来对抗干扰并维持站位平衡,至于采取何种运动对策则取决于支持面的种类和干扰强度。例如,在检查有无出现踝对策时,若干扰使身体向前倾斜,可触摸腓肠肌、腘绳肌和竖脊肌;若干扰使身体向后倾斜,可触摸胫前肌、股四头肌和腹肌,由此可以确定踝对策属于存在且正常、存在但受限、存在但不能在特定情况下出现、异常还是消失。如果出现不正常的表现,可以通过表面肌电图进一步开展分析。

第二节 人体平衡能力实验测评方法

人体平衡能力实验测评方法主要包括观察法、量表法和实验法。其中,观察法主要包括闭目直立检查法、强化闭目直立检查法、单腿直立检查法和过指试验。前三种方法是根据受试者保持某动作的时间来评价其平衡能力,保持某动作的时间越长,说明平衡能力越好;而在过指试验中,过指现象越轻微,说明平衡能力越好。量表测评法主要包括伯格(Berg)平衡量表、提奈蒂(Tinetti)步态和平衡量表、活动平衡信心量表、布鲁内尔(Brunel)平衡量表、动态步态指数、功能性步态评价、计时起立-行走测验、弗格-梅耶(Fugl-Meyer)平衡量表、林德马克(Lindmark)平衡量表等。量表测量得分越高,表示平衡能力越好。以上方法中,除了 Brunel 平衡量表仅适用于脑卒中患者外,其他方法均适用于平衡能力障碍患者和老年人。

一、观察法

(一)闭目直立检查法

闭目直立检查法的操作是:让受试者闭目直立,双脚并拢,两手臂下垂、侧平举或两手互扣于胸前,维持 30 s。若有前庭功能障碍,将向患侧偏倒,转动头部时,偏倒方向也随之改变;若小脑有病变,将向患侧或后方偏倒,转动头部时不会引起偏倒方向的改变。此方法仅适用于前庭功能障碍患者,不适用于正常人。

(二)强化闭目直立检查法

强化闭目直立检查法的操作是:让受试者采用足尖接足跟,两足一前一后直立的方式,记录受试者维持此种站立姿势稳定性的时间和睁/闭眼时身体的摆动情况。

(三)单腿直立检查法

单腿直立检查法的操作是:让受试者单脚站立,双手叉腰,观察受试者睁/闭眼保持平衡的时间。该时间越长,表明平衡能力越好。

(四)过指试验

过指试验又称"错指物位试验",其操作是:让受试者与检查者相对而坐,双方的对侧上肢前平举,食指伸出,指尖相互接触,其他四指握拳,嘱受试者抬高上肢,然后恢复水平位,使食指尖与检查者相对,连续偏斜三次为异常。也可加大测试难度,如完成第一次指尖相对后,嘱受试者闭眼检查,若闭眼时有偏斜为异常。正常人无偏斜现象,前庭功能障碍患者的特点是食指偏向前庭功能较弱侧,小脑病变患者的特点是患侧食指向患侧偏斜。

二、量表法

量表法是指运用量表对受试者进行测量研究的方法。量表是测量的基准,是根据测量目的而编制的一系列测验项目(任务或问题),每一项任务或问题各有事前规定的标准分数。使用量表测量时,根据受试者的回答情况计分,受试者的最终得分的意义在研究者编制量表时就已说明。

量表法中的"量表"就是评定量表,评定量表是用来量化观察所得的印象的一种测量工具。在心理健康状态评估和诊断的过程中,常需对个体或群体的心理和社会心理现象进行观察,并对观察结果用数量化的方式进行评估解释,这一过程称为"评定"。评定要按照标准化程序来进行,这样的标准化程序便是量表测量法。例如,受试者完成智力量表后的得分,就表示了其智力年龄的水平。使用量表法时,最重要的是作为测量工具的量表必须具有一定的效度和信度。量表编制的方法有很多,常用的有里克特量表法(Likert scale,亦称"总加量表法")、哥特曼(Guttman)量表法和瑟思顿(Thurstone)量表法。在研究中,根据测量目的,已编制出许多种量表,如社会地位量表、社会参与度量表、工作满意度量表等。尤其是在心理学研究中,大量使用了各种量表进行心理测验。以所测量的目标来分,有智力量表、成绩量表等;以所采用的单位来分,有年龄量表、年级量表、百分量表等;以所测量的对象来分,有幼婴儿量表、儿童量表、成人量表等。

三、实验法

实验法就是先进行小规模的实验,然后分析这种小规模实验的方法是否值得大规模推广的一种方法,其特点是可以从诸多影响因素中抽出少数因素,观察分析它们产生的影响的差异。例如,在调查商品价格对销售量的影响程度时,就可以在试销中采用逐步变动价格的办法来判定价格变动对销售量的影响;在调查商品包装对销售量的影响程度时,可以选定几家商店,分为甲、乙两组,先将有包装商品交给甲组商店销售,无包装商品交给乙组商店销售,几个星期后再交替互换。实验期一到,就可统计出有包装商品的销量相比于无包装商品的增加程度。实验法可分为实验室实验法和自然实验法。

（一）实验室实验法

实验室实验法是指在实验室内利用一定的设施,控制一定的条件,并借助专门的实验仪器进行研究的一种方法,是探索自变量和因变量之间关系的一种方法。实验室实验法便于严格控制各种因素,并通过专门的仪器测试和记录实验数据,一般具有较高的信度,通常多用于研究心理过程和某些心理活动的生理机制等方面的问题。但对研究个性心理和其他较复杂的心理现象,实验室实验法仍有一定的局限性。

（二）自然实验法

自然实验法是在日常生活等自然条件下,有目的、有计划地创设和控制一定的条件来进行研究的一种方法。自然实验法比较接近人的生活实际,易于实施,又兼有实验法和观察法的优点,所以这种方法被广泛用于研究教育心理学、儿童心理学和社会心理学的大量课题。

第三节 平衡量表

所谓"平衡量表",是指正反应与负反应的次数或比率相等的量表,其包含的项目为偶数。假设正反应的项目记＋1分,负反应的项目记－1分,则正反应项目积分与负反应项目积分的绝对值应相等,如某平衡量表包含 100 道题目,则回答"是"的题目和回答"否"的题目各有 50 道。受试者的反应往往受正、负反应基础率(所有题目中应做出正反应或负反应的百分比)的影响:正反应的基础率高,则受试者倾向于做出更多的正反应;负反应的基础率高,则受试者倾向于做出更多的负反应。某些平衡量表的正、负反应的基础率相等,可使因偏颇造成的误差达到均衡。

一、Berg 平衡量表

Berg 平衡量表是由凯瑟琳·伯格(Katherine Berg)于 1989 年首先提出的,该量表共包括 14 个项目:由坐到站、独立站立、独立坐、由站到坐、床—椅转移、闭眼站立、双足并拢站立、站立位肢前伸、站立位从地上拾物、转身向后看、转身一周、双足交替踏台阶、双足前后站立、单腿站立。每个项目最低得分为 0 分,最高得分为 4 分,总分为 56 分。受试者按得分分为 0~20 分、21~40 分和 41~56 分三组,其对应的平衡能力分别代表坐轮椅、辅助步行和独立行走三种活动状态;若总分少于 40 分,则预示有跌倒的危险性。国外学者对 Berg 平衡量表的信度和效度予以了充分肯定,因此 Berg 平衡量表常用于评定平衡能力障碍患者的平衡能力水平,如评定一些下肢肌肉、骨骼伤害和一些脑病引起的平衡能力障碍的等级。

Berg 平衡量表可以对老年人的平衡能力提供一种定量的评估,并可用于监测患者的临床症状或长期治疗效果。进行测试时,受试者被要求保持姿势或完成不同难度的动作,管理测量工具只有尺子、秒表、椅子、凳子、可以让身体转动 360°的场地,耗时 10~15 min。检查者需要完成观测任务,受试者平衡损伤的界限分数得分在 45 分以下被认为有平衡损伤。

Berg 平衡量表的优点是从不同方面(包括静止和运动)评估了受试

者的平衡能力,只需要少量的空间和器材。检查者不需要接受特殊培训,没有经过训练的受试者可得到高可信度的结果。该量表很适合康复中的脑卒中患者使用,这是因为大部分患者并没有完全康复。缺点方面,相对于其他平衡测试操作,Berg 平衡量表的耗时更长,可能不适用于活动水平高的老年人,因为这些项目对他们来讲没有难度。此外,由于没有共同的标准,因此难以解释存在于运动状况之间的联系和患者要求的帮助;由于只包含一项坐姿静止测试,所以该量表对于严重脑卒中患者的评估效果不好。

Berg 平衡量表的具体内容如下(检查者在相应选项前面的括号内打"√")。

1.从坐到站

检查者请受试者站起来,尝试不要用手支撑。

(　)受试者不需要帮助就能独立稳定地站立(4分)

(　)受试者需要手的帮助,独立地由坐到站(3分)

(　)受试者需要手的帮助,并且需要尝试几次才能站立(2分)

(　)受试者需要别人最低程度的帮助来站立或稳定(1分)

(　)受试者需要别人中度或最大程度的帮助来站立(0分)

2.无支撑站立

检查者请受试者在无支撑的情况下站立 2 min。

(　)受试者能安全站立 2 min(4分)

(　)受试者在监护下站立 2 min(3分)

(　)受试者在无支撑下站立 30 s(2分)

(　)受试者需要尝试几次才能无支撑地站立 30 s(1分)

(　)受试者不能独立站立 30 s(0分)

3.无支撑坐位,双脚放在地板或凳子上

检查者请受试者合拢双上肢,坐 2 min。

( )受试者能安全地坐 2 min(4 分)

( )受试者无靠背支持地坐 2 min,但需要监护(3 分)

( )受试者能坐 30 s(2 分)

( )受试者能坐 10 s(1 分)

( )受试者在无支撑的情况下不能坐 10 s(0 分)

4.从站到坐

检查者请受试者坐下。

( )受试者能安全地坐下(4 分)

( )受试者需要用手的帮助来控制下降(3 分)

( )受试者需要用腿的后部靠在椅子上来控制下降(2 分)

( )受试者能独立坐下,但不能控制下降的速度(1 分)

( )受试者需要帮助才能坐下(0 分)

5.转移

检查者摆好椅子,请受试者转移到有扶手的椅子上及无扶手的椅子上,可以使用两把椅子(一把有扶手,一把无扶手)或一张床及一把椅子。

( )受试者需要手的少量帮助即可安全转移(4 分)

( )受试者需要手的充分帮助才能安全转移(3 分)

( )受试者需要语言提示或在监护下才能转移(2 分)

( )受试者需要一人帮助(1 分)

( )受试者需要两人帮助或在监护下才能安全转移(0 分)

6.闭目站立

检查者请受试者闭上眼睛站立 10 s。

( )受试者能安全地站立 10 s(4 分)

（　）受试者在有监护的情况下站立 10 s(3 分)

（　）受试者能站立 3 s(2 分)

（　）受试者站立很稳,但闭眼不能超过 3 s(1 分)

（　）受试者需要帮助防止跌倒(0 分)

7.双足并拢站立

检查者请受试者在无帮助的情况下双脚并拢站立。

（　）受试者双脚并拢时能独立安全地站 1 min(4 分)

（　）受试者在有监护的情况下站 1 min(3 分)

（　）受试者能独立将双脚并拢,但不能站立 30 s(2 分)

（　）受试者需帮助才能并拢双脚,但能站立 15 s(1 分)

（　）受试者需帮助才能并拢双脚,不能站立 15 s(0 分)

8.站立情况下双上肢前伸距离

检查者请受试者将上肢抬高 90°,将手指伸直并最大限度地前伸。受试者上肢上举 90°后,检查者将尺子放在受试者手指末端,记录受试者经最大努力前倾时手指前伸的距离。如果可能的话,让受试者双上肢同时前伸,以防止躯干旋转。

（　）受试者能够前伸超过 25 cm(4 分)

（　）受试者能够安全前伸超过 12 cm(3 分)

（　）受试者能够前伸超过 5 cm(2 分)

（　）受试者在有监护的情况下能够前伸(1 分)

（　）受试者在试图前伸时失去平衡(0 分)

9.站立位从地面拾物

检查者请受试者捡起地上的拖鞋。

（　）受试者能安全容易地捡起拖鞋(4 分)

（　）受试者在监护下能捡起拖鞋(3 分)

（　）受试者不能捡起拖鞋,但能达到离鞋 2～5 cm 处而独立保持平衡(2分)

（　）受试者不能捡起拖鞋,而且捡的过程中需要监护(1分)

（　）受试者不能进行动作(0分)

10.站立位从左肩及右肩上方向后看

检查者请受试者从左肩上方向后看,再从右肩上方向后看;检查者可在受试者正后方拿一物体,鼓励受试者转身。

（　）受试者可从左右向后看,重心转移好(4分)

（　）受试者可从一边看,从另一边看重心转移少(3分)

（　）受试者仅能从侧方转身,但能保持平衡(2分)

（　）受试者转身时需要监护(1分)

（　）受试者需要帮助来预防失去平衡或跌倒(0分)

11.原地旋转 360°

检查者请受试者完整旋转 1 周,暂停,然后反方向完整旋转 1 周。

（　）受试者在正反方向均可在 4 s 内完成 360°旋转(4分)

（　）受试者只能在一个方向在 4 s 内完成 360°旋转(3分)

（　）受试者能安全旋转 360°,但速度慢(2分)

（　）受试者需要严密的监护或语言提示(1分)

（　）受试者在旋转时需要帮助(0分)

12.无支撑站立情况下用双脚交替踏台阶

检查者请受试者交替用脚踏在台阶上或踏板上,连续做动作,直到每只脚接触台阶或踏板 4 次。

（　）受试者能独立安全地在 20 s 内踏 8 次(4分)

（　）受试者能独立安全地踏 8 次,但时间超过 20 s(3分)

（　）受试者在监护下能完成 4 次,但不需要帮助(2分)

（　）受试者在轻微帮助下能完成 2 次（1 分）

（　）受试者需要帮助预防跌倒或不能进行动作（0 分）

13.无支撑情况下双脚前后站立

检查者请受试者将一只脚放在另一只脚的正前方,如果这样不行的话可扩大步幅,前脚后跟应在后脚脚趾的前面(若步幅超过另一只脚的长度,宽度接近正常人走步的宽度,则评分为 3 分)。

（　）受试者脚尖对脚跟站立没有距离,持续 30 s（4 分）

（　）受试者脚尖对脚跟站立有距离,持续 30 s（3 分）

（　）受试者脚向前迈一小步但不在一条直线上,持续 30 s（2 分）

（　）受试者在帮助下脚向前迈一步,但可维持 15 s（1 分）

（　）受试者迈步或站立时失去平衡（0 分）

14.单腿站立

检查者请受试者在不需要帮助的情况下,尽最大努力单腿站立。

（　）受试者能用单腿站立并维持 10 s 以上（4 分）

（　）受试者能用单腿站立并维持 5～10 s（3 分）

（　）受试者能用单腿站立并维持 3～5 s（2 分）

（　）受试者能抬腿,但不能维持 3 s（1 分）

（　）受试者不能进行动作或需要帮助预防跌倒（0 分）

Berg 平衡量表的评分标准及临床意义:最高分为 56 分,最低分为 0 分,分数越高表示平衡能力越强。得分为 0～20 分提示受试者平衡能力差,需要乘坐轮椅;得分为 21～40 分提示受试者有一定的平衡能力,可在辅助下步行;得分为 41～56 分说明受试者的平衡能力较好,可独立步行;得分低于 40 分提示受试者有跌倒的危险。

二、Tinetti 步态和平衡量表

Tinetti 步态和平衡量表由玛丽·提奈蒂（Mary Tinetti）于 1986 年提出，有报道称此量表的组间信度和敏感性分别为 0.85 和 0.93，预测老年人跌倒危险性的敏感性和特异性分别为 0.70 和 0.53，可见此量表的信度和敏感性较高，因此在国外被普遍用于评定人体的平衡能力。

Tinetti 步态和平衡量表包括平衡测试和步态测试两部分，满分 28 分。其中，平衡测试部分共有 10 个项目，主要包括站位平衡、座位平衡、立位平衡、转立平衡、轻推反应等，测试一般需要 15 min，满分 16 分；步态评测部分是为评测老年人的步行质量而设计的，共有 8 个项目，主要包括步行的启动、步幅、摆动足高度、对称性、连续性、步行路径、躯干晃动情况和支撑相双足水平距离等，根据受试者实际的步行状况评分，满分 12 分。如总得分少于 24 分，表示有平衡能力障碍；少于 15 分，表示有跌倒的危险。该量表可用于评测平衡能力障碍患者的行动能力，定量其严重程度，辨识出步态或平衡项目中最受影响的部分，据此结果拟订治疗计划；也可对老年人的平衡能力进行评估，进而预测老年人跌倒的风险。

Tinetti 步态和平衡量表的具体内容如下（检查者选择相应的选项及其分数）；测试时让受试者以舒适速度的速度行走，并记录使用辅具情况和走 3 m 需要的时间（单位为 s）。

1.起步

0 分：有迟疑，或须尝试多次方能起步。

1 分：正常起步。

2.抬脚高度

（1）左脚跨步：

0 分：脚拖地或抬高大于 5 cm。

1分:脚完全离地,但不超过5 cm。

(2)右脚跨步:

0分:脚拖地或抬高大于5 cm。

1分:脚完全离地,但不超过5 cm。

3.步长

(1)左脚跨步:

0分:跨步的脚未超过站立的对侧脚。

1分:跨步的脚超过站立的对侧脚。

(2)右脚跨步:

0分:跨步的脚未超过站立的对侧脚。

1分:跨步的脚超过站立的对侧脚

4.步态对称性

0分:两脚步长不等。

1分:两脚步长相等。

5.步伐连续性

0分:步伐与步伐之间不连续或中断。

1分:步伐连续。

6.走路路径(行走大约3 m长)

0分:明显偏移到某一边。

1分:轻微/中度偏移或使用步行辅具。

2分:走直线且不需要辅具。

7.躯干稳定

0分:身体有明显摇晃或需要使用步行辅具。

1分:身体不摇晃但需要屈膝或张开双臂以维持平衡。

2分:身体不摇晃,无屈膝,不需要张开双臂或使用辅具。

8.步宽（脚跟距离）

0 分：脚跟分开（步宽大）。

1 分：走路时两脚跟几乎靠在一起。

完成测试后，检查者计算总分（满分为 12 分），无法施测的项目可打
"×"，并注明无法施测的原因。

三、Brunel 平衡量表

Brunel 平衡量表是专门评估脑卒中患者平衡能力的量表，该量表包
括 3 个领域（由易到难分别为坐位平衡、站位平衡、行走功能）和 12 个项
目，每个项目给受试者 3 次机会，评分包括两个级别：不能完成为 0 分，能
完成为 1 分，满分为 12 分。评估时，由受试者对 12 个项目的难易程度进
行主观判断，并由易到难逐个完成每一个项目，直到不能完成某一项目时
评估结束。

根据对 Brunel 平衡量表信度和效度的研究，其评估者间信度为
0.969，重测信度为 0.954，同质性信度为 0.849～0.952；因子分析表明，
Brunel 平衡量表的结构效度、内容效度、效标效度均为良好。

Brunel 平衡量表的项目、要领以及评估标准如表 1-1 所示。

表 1-1　Brunel 平衡量表的项目、要领以及评估标准

项目	要领	评估标准
坐位计时	坐位，无他人帮助，无后背支持，上肢可扶支撑台	维持平衡时间不低于 30 s
独坐举臂	坐位，无他人帮助，无后背支持，健臂全范围上举、放下	15 s 内完成次数不少于3 次
独坐取物	坐位，无后背支持，平举健臂，伸手向前取物	取物距离不小于 7 cm

续表

项目	要领	评估标准
站立计时	站立位,无他人帮助,上肢可扶支撑台	维持平衡时间不低于 30 s
站立举臂	站立位,无上肢或他人帮助,健臂全范围上举、放下	15 s 内完成次数不少于 3 次
站立取物	站立位,无上肢或他人帮助,平举健臂,伸手向前取物	取物距离不小于 5 cm
跨步站立	站立位,无上肢或他人帮助,健足前跨,使健足足跟超过患足足尖水平	维持平衡时间不低于 30 s
辅助步行	无他人帮助,仅在助行器辅助下步行 5 m	完成时间不超过 1 min
跨步重心转移	站立位,无上肢或他人帮助,患足前跨,使其足跟位于健足足尖前,重心在患腿和健腿间充分转移	15 s 内完成次数不少于 3 次
无辅助步行	无助行器或他人辅助,独立步行 5 m	完成时间不超过 1 min
轻踏台阶	站立位,无上肢或他人帮助,患腿负重,健足踏上、踏下 10 cm 台阶	15 s 内完成次数不少于 2 次
上下台阶	站立位,无上肢或他人帮助,健足踏上 10 cm 台阶,患足跟上,然后健足踏下台阶,患足收回	15 s 内完成次数不少于 1 次

四、动态步态指数

动态步态指数(DGI-4 量表)主要用于评价 60 岁以上老年人的步态稳定性和跌倒风险,包括不同速度行走、步行中转头、跨越及绕行障碍物、上下台阶、快速转身等 8 个项目,每个项目计 0～3 分,满分为 24 分,分数越高表示平衡能力越好。该量表的缺点是测试项目普遍较为简单,也存在"天花板效应"。一般认为,得分低于 19 分提示有较高的跌倒风险。有研究表明,该量表在前庭功能障碍患者测试中的信度系数为 0.95。

动态步态指数的具体内容如下(注意要进行 4 个方面的步态测试并评估跌倒的可能性,测试时间为 15 min;受试者在按要求完成测试后,选择相应的符合的情况)。

1.水平表面步态测试

检查者让受试者以正常的速度从起点走到下一个标记(6.1 m)。

(1)正常:受试者步行 6.1 m 不使用任何辅助设备,速度良好,没有平衡失调,步态模式正常。

(2)轻度损害:受试者步行 6.1 m 使用辅助装置,速度较慢,步态轻度偏差。

(3)中度损害:受试者步行 6.1 m 速度慢,不正常的步态模式,步态明显失衡。

(4)重度损害:受试者没有帮助则无法步行 6.1 m,步态严重偏差或失衡。

2.步速的变化测试

检查者让受试者先以正常步伐走 1.5 m,当喊"走"的时候,用尽可能快的速度走 1.5 m;当喊"慢下来"的时候,用尽可能慢的速度走 1.5 m。

(1)正常:受试者能顺利改变步行速度而不会失去平衡或步态偏离;能体现出正常步速,快步速和慢步速可见显著的步速差别。

(2)轻度损害:受试者能改变步速,但看不出显著的速度变化而需使用器械辅助改变步速;没有或仅有步态偏离。

(3)中度损害:受试者只能稍微改变步速,或可明显改变步速但有步态显著或重大偏离,或在改变步速时失去平衡,不过可在恢复平衡后继续行走。

(4)重度损害:受试者不能改变步速,或在改变步速时失去平衡,不得不靠着墙或有人搀扶。

3.步态与水平转头测试

检查者让受试者先以正常步伐行走,当喊"向右看"时保持直走,但头转向右边,一直向右看行走,直到喊"向左看"再将头转向左边并继续保持直走,一直向左看直走,直到喊"直视"再将头回到向前的位置并继续保持直走。

(1)正常:受试者顺利转头,没有任何步态改变。

(2)轻度损害:受试者顺利转头,但伴有轻微的步速和步态改变(光滑步履稍有中断或需使用手杖)。

(3)中度损害:受试者在转头时有中度的步速和步态改变(速度放慢,步态蹒跚),但可以恢复并继续行走。

(4)重度损害:受试者在转头时严重扰乱步态(步态蹒跚宽度可达步基15°之外,失去平衡而停止,或靠扶墙壁)。

4.步态与垂直转头测试

检查者让受试者先以正常步伐行走,当喊"向上看"时保持直走,但头往上看,一直向上看直走,直到喊"向下看"时再将头向下并继续保持直走,一直向下看直到喊"直视"时头回到向前的位置并继续保持直走。

(1)正常:受试者完成转头而没有任何步态改变。

(2)轻度损害:受试者顺利完成转头,但伴有轻微的步速和步态改变(光滑步履稍有中断或需使用手杖)。

(3)中度损害:受试者在转头时有中度的步速和步态改变(速度放慢,步态蹒跚),但可以恢复并继续行走。

(4)重度损害:受试者转头时严重扰乱步态(步态蹒跚宽度可达步基15°之外,失去平衡而停止,或靠扶墙壁)。

五、行走计时测试

行走计时测试是一项对于基本行动能力和转向平衡的客观测量方法,旨在评估个体在连续运动中步行和转弯的表现。该测试要求受试者从椅子上站起,步行 3 m,向后转,步行回椅子然后坐下。在这些项目中,允许受试者在计时开始前使用辅助步行工具,计时以秒(s)为单位。

行走计时测试的优点是易于实施,不需要特殊的器材和训练,相比于一般的统计方法,计时得分更客观、直接,能够随着时间变化;缺点是在测试中口头提示可能会分散受试者的注意力,没有标准数据,所以只能以受试者早期的数据作为参考。此外,与 Berg 平衡量表这种全面的平衡量表相比,行走计时测试的评估范围很窄。

行走计时测试得分为 1 分表示正常,得分为 2 分表示极轻微异常,得分为 3 分表示轻微异常,得分为 4 分表示中度异常,得分为 5 分表示重度异常。如果受试者得分为 3 分或 3 分以上,则表示有跌倒的危险。

行走计时测试是一种快速定量评定功能性步行能力的方法,具有较好的信度和效度。除用于一般的老年人之外,还可用于骨科及神经疾病患者,如关节炎、下肢骨折、脑卒中、帕金森病等,但是对有认知缺陷的人群不适用。

六、压力平板法

1976 年,捷列霍夫(Y. Terekhov)首先应用压力平板评定了平衡能力,随后,北美、西欧、日本等地区也先后发展了压力平板法,以记录人体压力中心在平台上的变化轨迹,反映人体重心的变化。随后,又研制了电脑化的平衡测试仪,分为静态平衡测试和动态平衡测试两种。静态平衡测试是让受试者静止站立在一个固定不动的平衡台上,平台下的高灵敏度力传感器可以测出人体压力中心的变化情况,再经专用的平衡分析软件处理后计算出评价人体平衡能力的静态值。动态平衡测试是在静态平衡测试的基础上,将固定平板用一种装置控制,使其可以在前、后、左、右方向上向前上或后上倾斜,以踝关节为轴旋转,同时还环绕受试者给予或真或假的视觉干扰。动态平衡测试细化程度较高,主要有运动性测试、感觉器官测试、应变能力测试和稳定性测试等。

压力平板法操作简单,测试时间短,评价指标多,能定量分析人体的平衡能力水平,但也较为昂贵。该法临床上可用于对神经科、耳鼻喉科、老年疾病、骨科及其他学科疾病所致平衡障碍的机理和特点的检查与验证;在体育领域,可用于对平衡有特殊要求的运动员(如射击、武术、滑雪等)的选拔与训练等;还可用于某些危险作业领域的工作适应性检查和作业的合理设计等。

七、活动平衡信心量表

活动平衡信心量表是一份平衡自信量表,主要评价完成量表条目要求并保持平衡的信心。该量表共包括 16 个条目,每个条目分 11 个等级,每 10 分为一个等级,评分范围为 0～100 分,评分后再计算平均分。16个条目分别为:在房间里散步,上下楼梯,弯腰从地上捡起一双鞋子,从与自己一样高的架子上拿东西,踮起脚从比自己高的地方拿东西,站在凳子上拿东西,扫地,外出搭乘出租车,上下公交车,穿过停车场去商场,走上或走下较短的斜坡,一个人到拥挤的商场(周围的人走得很快),在拥挤的商场里被人撞了一下,拉住扶手上下自动扶梯,手拿东西时不能握住扶手时上下自动扶梯,在结冰的路面上行走。

对活动平衡信心量表的研究表明,该量表的重测信度为 0.98,评估者信度为 0.9,克朗巴哈系数为 0.9,并且具有良好的结构效度和区分效度。

活动平衡信心量表在帕金森病患者中也存在"天花板效应"。

活动平衡信心量表的具体内容如下(在完成下面每个活动时,0%为"完全没有信心",然后有信心的程度依次为10%,20%,…,80%,90%,直至100%为"完全有信心",请受试者选择一个合适的数字,指出自己的信心水平)。

(1)在房间里散步:_____%

(2)上下楼梯:_____%

(3)弯腰从地上捡起一双鞋子:_____%

(4)从与自己一样高的架子上拿东西:_____%

(5)踮起脚从比自己高的地方拿东西:_____%

(6)站在凳子上拿东西:_____%

(7)扫地:_____%

(8)外出搭乘出租车:_____%

(9)上下公交车:_____%

(10)穿过停车场去商场:_____%

(11)走上或走下较短的斜坡:_____%

(12)一个人到拥挤的商场(周围的人走得很快):_____%

(13)在拥挤的商场里被人撞了一下:_____%

(14)拉住扶手上下自动扶梯:_____%

(15)手拿东西时不能握住扶手时上下自动扶梯:_____%

(16)在结冰的路面上行走:_____%

八、简易平衡评价系统测试量表

简易平衡评价系统测试量表是在平衡评价系统测试量表的基础上进一步改进和完善而来的,于2010年编制完成,其更加注重动态平衡能力测量,从易到难地模拟了人们在日常生活中行走时的状态,避免了 Berg 平衡量表在脑卒中患者应用过程中存在的"天花板效应"。

简易平衡评价系统测试量表的检查内容主要包括预订姿势调整、姿势反应、方位觉和步态稳定四个维度,预订姿势调整维度有三个条目,姿势反应维度有三个条目,方位觉维度有三个条目,步态稳定维度有五个条目,共计 14 个条目。每个条目计 0~2 分,0 分代表"差",1 分代表"中等",2 分代表"正常",满分 28 分,测试时间为 10~15 min,得分越高表示平衡能力越好。

受试者测试时应穿平底鞋或光脚,评测时准备的工具有:①记忆海绵垫(10 cm 厚,60 cm×60 cm 大小,中等密度);②没有扶手和轮子的椅子;③倾斜斜坡;④秒表;⑤23 cm 高的箱子;⑥测量出距离椅子 3 m 的位置,并用胶带标记出来。

简易平衡评价系统测试量表的具体内容可参考相关著作文献,其评估注意事项包括:①如果受试者需要使用辅助设备,则该项评分降低一个级别;②如果受试者需要外界帮助,则评分直接为 0 分;③第 3 项(单脚站立)和第 6 项(侧方迈步反应)取分数较差的一侧的评分;④第 3 项(单脚站立)每侧均有两次机会,选择被测量侧的最好得分作为最终分数;⑤第 14 项 3 m 步行试验和干扰站起-走计时测试(TUG),如果在干扰 TUG 行走中步速减慢 10%,则减掉 1 分。

九、功能性步态评价

功能性步态评价包括 10 个项目,其中 7 个项目来源于动态步态指数,10 个项目分别为水平地面步行、改变步行速度、步行时水平方向转头、步行时垂直转头、步行和转身站住、步行时跨过障碍物、狭窄支撑面步行、闭眼行走、向后退、上下台阶。该评价也是每个项目计分 0~3 分,共

4 个等级分数,满分为 30 分,分数越高表示平衡能力越好。根据人群的不同,其评价方法具有不同的标准。例如,对于社区居民,低于 20 分提示具有较高的跌倒风险;对于帕金森病患者,低于 15 分提示具有较高的跌倒风险。迄今为止尚未见到功能性步态评价存在"天花板效应"。

十、Fugl-Meyer 平衡量表

Fugl-Meyer 平衡量表是 Fugl-Meye 评定量表的组成部分,主要适用于偏瘫患者的平衡能力评定。该评定法对偏瘫患者进行 7 个项目的检查,每个检查项目都分为 0~2 分进行记分,共 3 个等级分数,最低分为 0分,最高分为 14 分,少于 14 分说明平衡能力有障碍,评分越低表示平衡能力的障碍越严重。

Fugl-Meyer 平衡量表的具体评定项目及评分标准如表 1-2 所示。

表 1-2　Fugl-Meyer 平衡量表的具体评定项目及评分标准

Ⅰ.无支撑坐位	0 分:不能保持坐位 1 分:能坐,但少于 5 min 2 分:能坚持坐 5 min 以上
Ⅱ.健侧展翅反应	0 分:肩部无外展或肘关节无伸展 1 分:反应减弱 2 分:反应正常
Ⅲ.患侧展翅反应	评分同第Ⅱ项
Ⅳ.支撑下站立	0 分:不能站立 1 分:在他人的最大支撑下可站立 2 分:由他人稍给支撑即能站立 1 min
Ⅴ.无支撑站立	0 分:不能站立 1 分:不能站立 1 min 以上 2 分:能平衡站立 1 min 以上

续表

Ⅵ.健侧站立	0 分:不能维持 1～2 s 1 分:能平衡站稳 4～9 s 2 分:平衡站立超过 10 s
Ⅶ.患侧站立	评分同第Ⅴ项

十一、Lindmark 平衡量表

Lindmark 平衡量表由瑞典学者比吉塔·林德马克(Birgitta Lind-mark)在 Fugl-Meyer 量表的基础上修订而成的,于 1998 年发表,其方法更为实用。该量表主要根据受试者完成动作的情况,分 0～3 分(共 4 个等级分数)进行评分,主要动作包括自己坐、保护性反应、在帮助下站立、独自站立、单腿站立(左/右腿)5 项测试,总分为 18 分,分数越高表示平衡能力越好。

Lindmark 平衡量表的具体内容如下(受试者在完成动作后,选择相应的选项和分数):

1.自己坐

0 分:不能坐。

1 分:稍许帮助(如一只手)即可坐。

2 分:独自坐超过 10 s。

3 分:独自坐超过 5 s。

2.保护性反应(嘱受试者闭上眼睛,从左侧向右侧推,再从右侧向左侧推)

0 分:无反应。

1 分:反应很小。

2 分:反应缓慢,动作笨拙。

3 分:正常反应。

3.在帮助下站立

0 分:不能站立。

1 分:在两个人的中度帮助下才能站立。

2 分:在一个人的中度帮助下能够站立。

3 分:稍许帮助(如一只手)即可站立。

4.独立站立

0 分:不能站立。

1 分:能站立 10 s,或重心明显偏向一侧下肢。

2 分:能站立 1 min,或站立时稍不对称。

3 分:能站立 1 min 以上,上肢能在肩水平以上活动。

5.单腿(左腿、右腿)站立

0 分:不能站立。

1 分:能站立,但不超过 5 s。

2 分:能站立,超过 5 s。

3 分:能站立,超过 10 s。

十二、社区老年人跌倒危险评估量表

社区老年人跌倒危险评估量表(修订版)的具体内容如下(该量表主要用于定性评估):

1.最近一年中跌倒的次数(　　　)。

　　A.无跌倒　　B.1 次跌倒　　C.2 次跌倒　　D.3 次或更多次跌倒

2.最近一年中跌倒后造成损伤的程度(因跌倒造成的最严重的损伤)为(　　　)。

　　A.无损伤

B.轻度损伤,不需要医疗处置,如小擦伤、碰伤

C.轻度损伤,需要医疗处置,如大的擦伤、碰伤、扭伤、拉伤

D.严重损伤(骨折、脱臼、严重拉伤等)

3.在糖尿病、高血压、直立性低血压、脑梗死、白内障、骨关节炎、骨质疏松症、下肢关节置换、智力低下、帕金森病、癫痫、重症肌无力、抑郁症、心脏病、前庭障碍(梅尼埃综合征、良性阵发性体位性眩晕、前庭功能减退)、头晕、眩晕(过去1年中站立、行走、转身、转头、在床上翻身时经常感到头晕)这些疾病中,影响自身平衡能力和灵活性的疾病种数或病理状态有(　　)。

A.无　　　　　B.1~2种　　　　C.3~4种　　　　D.5种及以上

4.将"视力异常"定义为看物体不清楚,如电视、小路上的裂缝;判断距离有困难,如下楼梯、距离汽车的距离;弱光线下视觉障碍,如黄昏时看大物体、台阶、楼梯不清楚;复视(看物体有重影),则(　　)。

A.视力无异常　　　　　　　B.视力有异常

5.将"听力异常"定义为传导性听力丧失、老年性耳聋等,则(　　)。

A.听力无异常　　　　　　　B.听力有异常

6.将"躯体感觉异常"定义为大多数时间腿脚发麻,痛温觉、触觉下降(冻僵、间歇性麻木感外),则(　　)。

A.躯体感觉无异常　　　　　B.躯体感觉有异常

7.检查者向受试者询问以下问题,根据回答情况判断受试者的认知状况为(　　)。

(1)今天是几号?(年、月、日都对才算正确)

(2)今天是星期几?

(3)这是什么地方?

(4)您家住在什么地方？（区、路、弄、号）

(5)您多大年纪了？

(6)您的出生日期？（年、月、日都对才算正确）

(7)您母亲叫什么名字？

(8)从 10 开始一个个数字倒数。

(9)请受试者闭上眼睛。

(10)请受试者认出在场的人（如检查者问受试者自己是来干什么的）。

A.认知功能完整,答对 9～10 道题

B.轻度认知功能障碍,答对 7～8 道题

C.中度认知功能障碍,答对 5～6 道题

D.重度认知功能障碍,答对不超过 4 道题

8.根据受试者有无鸡眼且有疼痛感、脚趾囊肿、痛风、扁平足、踝关节或脚肿胀、糖尿病足等情况,评估受试者有无足部疾病而影响正常步行(   )。

A.无   B.有

9.根据受试者是否经历过尿失禁或大便失禁,是否经常需要冲进厕所以避免尿失禁,评估受试者能否控制大小便(   )。

A.能   B.不能

10.评估受试者夜间是否需去厕所三次以上(应用导尿管或夜间用夜壶判为"否")(   )。

A.否   B.是

11.观察受试者步行、转身时,有无看上去不稳或失去平衡的危险(不能基于受试者的自述;如果只是有时才用助行器,则按照不使用助行器的情况评分;评分有波动时,按最摇摆不定时的情况评分)(   )。

A.没有观察到受试者摇摆不稳

B.受试者做以上任何一项活动时看上去不稳,或者通过调整、总是扶着家具等使其看上去平稳

C.受试者步行时看上去相当不稳,需要监督或做了调整但仍看上去不稳

D.受试者在步行或转身时总是或严重不稳,需要别人用手帮助

12.受试者服用容易导致跌倒的药物(镇静剂、抗抑郁药、抗癫痫药、中枢性镇痛药、地高辛、利尿剂、Ⅰa类抗心律失常药、前庭功能抑制药、抗焦虑药、降血糖药、催眠药、降压药、化疗药)种数为(　　)。

　　A.无　　　　B.1～2种　　　C.3种　　　　D.4种或更多

13.功能性行为评估情况(　　)。

　　A.受试者总是知道自己目前的活动能力,如果需要会适当寻求帮助

　　B.受试者大体上知道自己目前的能力,但偶尔有冒险行为,如偶尔步行或活动时不用助行器,偶尔做出超出自己能力的行为

　　C.受试者低估自己的能力,有不适当的害怕行为(如因害怕跌倒而限制自己的活动,但能安全完成,如在社区内步行)

　　D.受试者过高估计自己的能力,有频繁的冒险行为(如拒绝适当的帮助,攀爬梯子或家具等)

14.在个人日常生活照护活动方面(穿衣、洗澡、如厕),受试者需要帮助的情况为(　　)。

　　A.能够完全独立完成

　　B.需要有人在场照看监督,但是不需要用手帮忙

　　C.需要有人用手帮忙,参与一项或多项个人照护活动

　　D.所有个人照护活动都需要别人照顾帮助

15.在工具性日常活动方面(包括做家务、做饭、洗衣服、购物),受试者需要帮助的情况为(　　)。

A.能够完全独立完成

B.需要有人在场或陪伴,但不需要帮助,如与别人一起购物

C.大多数情况下一项或更多的活动需要帮助,如开车送受试者去购物、让别人帮助做重家务活

D.做任何活动时都需要别人的帮助,包括小的家务活(如铺床、换床单、做饭等)

16.检查者询问受试者的身体活动水平,根据其健康状况和所能承受的运动量(如对于健康老人来说,一周逛三次超市并不算很活跃,但是对患有某些疾病的老人来说,这足以保持健康)评价其身体活动程度为(　　)。

A.非常活跃(每周锻炼不少于三次)

B一般活跃(每周锻炼少于两次)

C.不太活跃(很少离开家)

D.不活跃(很少离开家里的某个房间)

17.评估受试者能否在自己家里安全行走(　　)。

A.不需要助行器,可独立行走

B.总是在使用助行器的情况下可独立行走

C.在接受监督或别人帮助的情况下可安全行走

D.无法安全行走;使用助行器时可保证步行安全,但老人总是不使用或者需要别人帮助、监督,但总是不接受

18.观察受试者在使用助行器时的步行和转身情况,评估其能否在社区内安全行走(　　)。

A.不需要助行器,可独立行走

B.总是在使用助行器的情况下可在社区内独立行走

C.在接受监督或身体帮助的情况下可在社区内安全行走

D.使用助行器时可保证步行安全,但老人总是不使用或者需要别人帮助、监督,但总是不接受;不能安全使用助行器

19.评估受试者居家内环境危险因素(　　)。

(1)照明光线适度,方便受试者看清屋内物品及家具、通道等。

(2)受试者平时穿的鞋子大小合适且能防滑。

(3)受试者常使用的椅子及床的高度合适,可使其容易起身及坐下,并配有扶手以协助移动。

(4)运用对比的颜色区分门口、楼梯高度的变化。

(5)浴室地板铺设防滑排水垫,浴缸内有防滑垫。

(6)马桶设有抓握的固定扶手可使用。

(7)使用坐式马桶且高度适当,方便老人起身及坐下。

(8)楼梯装有固定的扶手。

(9)日常用品摆放整齐,无松散的地毯、电线、铁丝,不会造成绊倒。

(10)居民楼内楼梯台阶高度和坡度适当。

A.居家环境安全

B.轻度环境危害:存在环境危害,需要改善,如不安全的地面覆盖物,东西摆放有点杂乱,走道上有家具设备,夜间照明不足,相邻台阶之间缺乏明显的区别,浴室间缺少防滑垫,脚下有宠物乱跑等

C.存在环境危害,并需要职业治疗师正式评估和干预,比如在浴室间或楼梯安装栏杆,楼梯不安全需要一个缓坡,B选项中列举的某一问题特别严重等

D.存在 3 个及以上的环境危害因素,需要正式评估和干预

第二章　日常活动评估

对受试者日常活动的评估应以"个体中心评量"为主,个体中心评量是一种以个体的角色、价值观及优先顺序指引全局的评量过程。因此,日常活动评估的第一个步骤就是评估个体的价值观和对于日常活动的优先顺序,可用角色检核表等来测量。从个体生病或伤害前所扮演的角色职能入手,评估人员可以了解个体伤病前的生活形态,了解个体未来想要扮演的角色,并将个体所重视及未来想要扮演的角色利用"职能分析表"进行活动分析及职务分析,如此可以知晓个体想要扮演的角色所需要的能力与技巧,以及如要恢复其伤病前的角色需要着重在哪些方面展开活动和训练。可以用"角色检核表"来评估个体伤病前的角色及未来个体想要扮演的角色,此量表是将学生、日常工作者、志愿者、照顾者、家务操持者、朋友、家庭成员、宗教参与者、业余爱好者或技术人员、社团或组织参与者共10个常见的一般社会角色列出来,询问个体过去、目前所扮演的角色以及未来想要扮演的角色,并让个体指出这些角色对于其的重要性。可以用"活动结构表"来了解个体一天乃至一周的活动安排及其生活形态。

举例来说,如果个体觉得将来日常工作者的角色是非常重要的,那么职能治疗人员应该进一步询问其工作性质与内容为何,在工作中所从事的活动有哪些,并分析从事这些工作活动需要哪些生理/认知知觉功能、感觉功能、教育程度、心理社会功能等,此资料可作为日后设定职能治疗目标的依据。

日常活动评估主要通过会谈、观察及测试的方式了解个体开展日常生活活动的能力。日常活动评估的目的包括:

(1)描述个体日常生活活动的状况。客观地描述个体在某段时间内开展日常生活活动的能力,知道个体的问题以及治疗目标与治疗方案的方向;了解个体在日常生活活动的执行上需要多少他人协助或是什么样的辅助工具辅助。

(2)测量个体改变的状况及观察个体进步的状况。定期的评估有助于测量治疗效果,并指引日后介入计划的方向。具体来说,要找出个体在执行哪些活动时有缺失;从资料中找出造成障碍的原因及影响个体功能的因素;找出活动执行的调整方法,让个体能够发挥自己的潜能,执行活动;找出最能够增进及发展个体执行活动的治疗介入方式。

(3)决定治疗的目的、下决心及增进团队间的沟通。评估的结果有助于决定与判断个体的治疗目标与治疗目的;增进治疗师与团队中其他成员、家属、护理员对个体日常生活活动的协助方式及介入沟通,如决定个体出院之后的安置及计划、个体是否需要他人协助或是否可以独立等。

(4)评估计划及执行研究。使用标准化工具有助于促进对治疗计划的研究或成效评估的了解,影响因素包括身体、社会及文化因素,以及个体的年龄、发育程度、生命周期、健康状况等。

评估日常活动时应考虑的因素包括价值观、独立程度、安全性和品质。其中,价值观反映了个体认为的某项活动对其自己的重要性;独立程度是指个体可以开展日常生活活动的能力;安全性是指当个体参与活动时,暴露在危险状况中的程度,其关系着人、活动与环境间的动态关系。例如,浴缸旁的扶手是一种安全装置,但是否可以提供对个体安全的保障却取决于个体是否正确地使用扶手、扶手装置的位置是否符合个体的需求以及扶手是否按照正确的方法安装等;品质包括效率、正确度、可接受度等,即执行活动的品质,包括执行活动时所采取的行动、执行完毕后所产生的结果等。

日常活动评估的方法有会谈、观察和测试。

(1)会谈:会谈是指以询问问题的方式了解个体开展日常生活活动的能力,其目的是提供个体"能"与"不能"的整体概念,了解个体开展日常生活活动的优先顺序以及明确哪些方面还需要更深入的评估。

(2)观察:观察是指在个体开展日常生活活动时,通过观察以了解个体的执行方式与能力,其目的是确定由会谈得知不能或执行有困难的日常生活的确切问题之所在,找出造成问题的原因,找出介入方式,确定个体是否有潜能开展此活动。

(3)测试:测试是使用标准化的测验了解受试者与一般人或是标准化个体在开展日常生活活动方面的能力。

日常活动评估工具有很多,对于治疗师而言,如何选择适当的评估工具是非常重要的。有些日常活动评估工具是标准化的评估工具,有些是非标准化的评估工具,有些是为了特别诊断而设计的;仅有少数是根据理论编制的,且具有适当的效度。近年来,越来越多的治疗者开始使用具有一定信度及效度的标准化日常活动评估工具。

第一节　日常生活活动评估

日常生活活动一般是指照顾自己的活动,包括进食(餐盘准备及安排,将饮料或食物从盘或碗中送入口中),咀嚼(吞咽食物)、功能性移动

（床上移动、轮椅移动、移位、行走、搬运物品），穿脱衣物，沐浴，大小便处理，对个人器具（助听器、隐形眼镜、普通眼镜、个人装具、义肢、辅具等）的照顾，个人卫生管理及涮洗（化妆、洗脸、梳理头发、刷牙、清洁假牙等）等，具体的评分标准如下。

一、进食

10分：个体能够全面自理，能使用任何必要的装置，在适当的时间内独立地进食，能摄取食物并进食，即使有洒落的食物也能自己收拾。

5分：个体需要帮助（如切割食物、搅拌食物、夹菜、盛饭），或能自己吃，但需要辅助或较长时间才能完成。

0分：个体需要他人较大程度的帮助或完全依赖他人的帮助，甚至依靠喂食或鼻饲。

二、洗澡

洗澡的评分标准与洗澡的方式及浴池的种类无关。

5分：个体能够自理，能自己进出浴室、洗身、洗手及完成浴后处理。

0分：个体依赖他人或需要他人的帮助。

三、修饰洗漱

5分：个体能独立地洗脸、梳头、刷牙（如打开牙膏盖并涂上牙膏刷牙）、剃须（与剃刀种类无关，如需用电则应会使用插头）。

0分：个体依赖他人或需要他人的帮助。

四、穿衣

若个体的服装经过改造，只要能完成穿衣就不影响得分。

10分:个体能独立穿衣,系鞋带,扣扣子,穿脱支具,拿取衣服。

5分:个体需要帮助,但在适当的时间内可至少完成一半的工作,或能独立拿取衣服及穿上,但需要他人帮助系鞋带。

0分:个体依赖他人帮助穿衣服。

五、大便控制

10分:个体大便不失禁,如需要能自己使用灌肠剂。

5分:个体大便偶尔失禁(每周少于一次)。

0分:个体昏迷或大便失禁。

六、小便控制

10分:个体小便不失禁,如需要能自己使用集尿器或其他用具,并能清洗。

5分:个体小便偶尔失禁(每天少于一次,每周超过一次)。需要注意的是,导尿者应视为尿失禁,如不需要帮助能自行导尿,则视为能控制小便。

0分:个体昏迷或小便失禁,或需要由他人导尿。

七、如厕

如厕的评分标准与厕所的种类无关。

10分:个体能独立使用厕所或便盆,能穿脱衣裤,擦净、冲洗或清洗便盆。

5分:个体在穿脱衣裤或使用卫生纸时需要他人的帮助。

0分:个体完全依赖他人帮助如厕。

八、床-轮椅转移

15 分：个体能独立地从轮椅到床，再从床到轮椅，包括从床上坐起，刹住轮椅并抬起脚踏板。

10 分：个体需少量（一人）帮助才能完成，或需要监督及语言指导。

5 分：个体能坐，但需要较多（两人）的帮助才能转移。

0 分：个体不能坐起或完全依赖他人，需要两人以上的帮助。

九、平地行走

这里的平地行走仅指在家里、病房及周围，不包括走远路。

15 分：个体能在水平路面上独立行走 45～50 m，可以使用辅助装置（支具或拐杖），但不包括带轮的助器，不需要监护。

10 分：个体能在一人的帮助下行走 45 m 以上，帮助可以是体力上的、语言上的或是监督，如个体坐轮椅则必须是不需要帮助，能使用轮椅行走 45 m 以上并能拐弯，任何帮助都应由未经特殊训练者提供。

5 分：如个体不能行走，则应能使用轮椅行走 45 m。

0 分：个体不能行走。

十、上下楼梯

10 分：个体能独立上下一层楼梯，可以使用辅助装置、扶手、拐杖。

5 分：个体需要帮助（在他人体力和监督的帮助下上下一层楼梯）。

0 分：个体不能上下楼梯。

需要注意的是，如个体不能达到项目中规定的标准时，则给 0 分。得分为 100 分表示个体能够生活自理，得分为 60～100 分表示个体生活基本能够自理，得分为 40～60 分表示个体生活需要他人的帮助，得分为

20～40分表示个体生活需要他人很大程度的帮助,得分在20分以下表示个体生活完全依赖他人。

第二节　工具性日常生活活动评估

工具性日常生活活动是指平时与环境有互动的活动,这些活动较为复杂,其主要内容包括照顾他人(选择及监督照顾者,提供照顾他人的服务),照顾宠物,教育孩童(提供照顾及监督孩童成长所需的支持),沟通器具的使用(如写字器具、电话、打字机、电脑、沟通板、叫人铃、紧急报警系统、点字系统、听力障碍和语言障碍者使用的沟通器具,改善沟通系统等来接收及传送信息),社区移动(自行开车或骑摩托车,使用公交车、出租车或其他大众交通工具),经济管理(使用银行或各种经济管理方法来达成个体长期及短期的经济目的),健康管理及维持(营养、运动、药物),家务处理,烹饪清洁,安全程序及紧急应变处理,购物等。

工具性日常生活活动评估主要使用工具性日常生活活动能力量表(IADL),该量表的评分标准如下(以最近一个月的表现为准,在相应选项前面的□内打"√"):

1.上街购物(勾选"不适用"者,此项分数视为满分;勾选第三或第四项者列为失能项目)

□能够独立地完成所有的购物需求(3分)

□能够独立地购买日常生活用品(2分)

□每次上街购物都需要有人陪同(1分)

□完全不会上街购物(0分)

□不适用

2.外出活动(勾选"不适用"者,此项分数视为满分;勾选第四或第五项者列为失能项目)

□能够自己开车或骑车(4分)

□能够自己搭乘大众交通工具(3分)

□能够自己搭乘出租车,但不会搭乘大众交通工具(2分)

□当有人陪同时可搭乘出租车或大众交通工具(1分)

□完全不能出门(0分)

□不适用

3.食物烹调(勾选"不适用"者,此项分数视为满分;勾选第四项者列为失能项目)

□能独立计划、烹煮和摆设一顿适当的饭菜(3分)

□如果准备好一切佐料,能够做一顿适当的饭菜(2分)

□会将已经做好的饭菜加热(1分)

□需要别人把饭菜煮好、摆好(0分)

□不适用

4.家务维持(勾选"不适用"者,此项分数视为满分;勾选第四或第五项者列为失能项目)

□能做较繁重的家务或偶尔协助做家务,如搬动沙发、擦地板、洗窗户(4分)

□能做较简单的家务,如洗碗、铺床、叠被(3分)

□能做家务,但不能达到可被接受的整洁程度(2分)

□所有的家务都需要别人协助(1分)

□完全不会做家务(0分)

□不适用

5.洗衣服(勾选"不适用"者,此项分数视为满分;勾选第三项者列为

失能项目)

　　□自己清洗所有的衣物(2分)

　　□只清洗小件衣物(1分)

　　□完全依赖他人(0分)

　　□不适用

　　6.使用电话的能力(勾选"不适用"者,此项分数视为满分;勾选第三或第四项者列为失能项目)

　　□能独立地使用电话,包括查询电话簿、拨号等(3分)

　　□仅可拨熟悉的电话号码(2分)

　　□仅会接电话,不会拨电话(1分)

　　□完全不会使用电话(0分)

　　□不适用

　　7.服用药物(勾选"不适用"者,此项分数视为满分;勾选第三或第四项者列为失能项目)

　　□能自己在正确的时间服用正确的药物(3分)

　　□需要别人提醒或少许协助(2分)

　　□如果事先准备好服用的药物,可以自行服用(1分)

　　□不能自己服用药物(0分)

　　□不适用

　　8.处理财务的能力(勾选"不适用"者,此项分数视为满分;勾选第三项者列为失能项目)

　　□可以独立地处理财务(2分)

　　□可以处理日常的采购事宜,但需要别人协助(1分)

　　□不能处理财务(0分)

　　□不适用

评估完成后计算总分，总分越高表示工具性日常生活活动能力越好。需要指出的是，上街购物、外出活动、食物烹调、家务维持、洗衣服这五项中，有三项以上需要协助者即为轻度失能。

第三节　巴氏量表

巴氏量表是用来评估患有神经-肌肉或是骨骼-肌肉系统紊乱（不论是何种病症）患者独自生活能力的一种指标，该量表中包含 10 种日常生活活动，其中 8 种与自我照顾有关，另外 2 种与活动能力有关。该量表可以通过第三方直接观察或者自我填写完成，总分为 100 分，所得分数越高表示功能独立性越强，并且具有良好的信度和效度。

巴氏量表的优点是易于管理，使用者不需要训练，完成时间短，可以减轻受试者的负担，因使用广泛而易于解释；缺点是反映相对较为缓慢，缺乏理解能力会导致两极分化，尽管有区分分数段的建议，但是对于巴氏量表得分的区分目前还未达成共识。

巴氏量表的评分标准如表 2-1 所示（量表共有 10 个项目，每一个项目包括 2～4 个叙述，如果受试者的情况与某个叙述相符的话，在该叙述后面的数字上画圈，最后计算总分）。

表 2-1　巴氏量表的评分标准

序号	项目	内容	得分
1	进食	自主独立（可由他人备好食物）	2
		需要协助（需由他人夹菜或切肉等）	1
		完全依赖他人	0
2	洗澡	不需要他人帮忙（含自行进出浴室）	1
		需要他人协助	0
3	个人卫生清洗 （前 24～48 h）	自行洗脸、刷牙、梳头等（可由他人备好器具）	1
		需要他人协助	0
4	穿衣	独立进行（含穿上衣裤，扣好扣子，拉上拉链，系上鞋带）	2
		需要他人协助，但自己可以做一半	1
		完全依赖他人	0
5	大便控制	自我完全能控制（过去 1 个星期）	2
		偶尔失控（每星期最多 1 次失控）	1
		失禁或需灌肠剂（软便剂）	0
6	小便控制	自我完全能控制，使用导尿管的患者可自己处理导尿管（过去 1 个星期）	2
		偶尔失控（每天最多 1 次失禁）	1
		失禁，需要插尿管或导尿	0
7	如厕	独立（含进出厕所，清洁，穿脱衣裤等）	2
		需要他人协助，但某些工作自己可以做	1
		完全依赖他人	0

续表

序号	项目	内容	得分
8	从轮椅到床的移位	独立进行	3
		需要轻微协助或基于安全理由需要监督	2
		能坐,需要1~2人协助	1
		完全依赖他人,没有坐平衡,需要2人协助	0
9	行走能力	能独立行走40 m(可使用手杖等助行器具)	3
		需1人协助	2
		可操控轮椅移动40 m(含转弯等)	1
		完全依赖他人	0
10	上楼梯能力	独立上下楼梯	2
		需要他人协助	1
		完全不需要他人帮忙	0
合计(0~20分):			

第四节 弗朗蔡活动量表

弗朗蔡(Frenchay)活动量表是一种帮助脑卒中恢复中的患者评估日常生活活动的工具,该量表为患者的很多日常活动提供了评估方法。Frenchay活动量表中包含15个项目,这15个项目可分为三类:家务、休闲/工作和户外活动。具体的分数是根据该活动在过去3~6个月中的频率给定。每项活动的频率得分为1~4分,1分代表活动频率极低,4分代表活动频率很高。Frenchay 活动量表的总得分为 15～60 分。该量表已经被证实具有良好的信度和效度。

Frenchay 活动量表的优点是适于在临床环境下使用,其更强调频率而不是活动质量,相对减少了主观因素;该量表可用于认知功能受损的脑卒中患者,也适用于代理受试者;其易于掌握,不需要专门训练和特殊器材。Frenchay 活动量表的缺点是可能会因性别产生差异,受年龄因素的影响可能较为严重,且由于缺乏具体的评分标准而存在大量分歧。

Frenchay 活动量表的评分标准如表 2-2 和表 2-3 所示,该量表共分成两个部分,第一部分是询问过去 3 个月里参与活动的频率;第二部分是询问过去 6 个月里参与活动的频率。检查者请受试者依照自身的情况,将表中适当的数字圈起来。

表 2-2　Frenchay 活动量表的评分标准(第一部分:在过去 3 个月里)

项目	说明活动	从不	每周少于 1 次	每周 1～2 次	每周不少于 3 次
煮饭烧菜	准备及烹调正餐(非点心)	1	2	3	4
洗碗	需独自完成或与人分工合作	1	2	3	4
项目	说明活动	从不	每 3 个月 1～2 次	每 3 个月 3～12 次	每周不少于 1 次
洗衣服	含洗衣服和晒衣服,用手洗或洗衣机洗等方式	1	2	3	4
简单的家事	擦灰尘,收拾整理小物品	1	2	3	4

续表

项目	说明活动	从不	每周少于1次	每周1～2次	每周不少于3次
整理家务	所有的家务,包括扫地、拖地、铺床、搬动家具等	1	2	3	4
商店购物	选择及购买物品,不是只去推购物车	1	2	3	4
社交活动	如去教堂、电影院或剧院、拜访朋友等,出行工具可由他人提供	1	2	3	4
户外走路超过 15 min(散步)	约走 1.6 km,中途可短暂休息	1	2	3	4
从事自己喜欢或感兴趣的活动	要求是能主动参与的活动,如打牌、钓鱼等,而不是指看电视等活动	1	2	3	4
开车或乘坐公共交通工具	如开车、骑自行车、搭乘公交车等	1	2	3	4

表 2-3 Frenchay 活动量表的评分标准(第二部分:在过去 6 个月里)

项目	说明	从不	每 6 个月1～2次	每 6 个月 3～12次	每周不少于 2 次
外出旅游	必须决定去哪里或怎么去,如乘火车履行、出国旅游、开车游玩等	1	2	3	4

续表

项目	说明	从不	轻度	中度	重度
照料花草树木	轻度:偶尔除草、浇水 中度:定期除草、修剪等 重度:所有的工作,含挖土种植等	1	2	3	4
维修汽车或房屋,修理小家电	轻度:修理小物件 中度:油漆或装饰房屋,以及定期保养维护汽车 重度:所有的房屋及汽车维修工作	1	2	3	4

项目	说明	从不	每6个月1次	每2个星期少于1本	每2个星期不少于1本
读书	读完整本书,而非杂志或报纸	1	2	3	4

项目	说明	从不	每周少于10 h	每周10~30 h	每周超过30 h
工作	有薪资的工作,而非义工	1	2	3	4

第五节 功能独立性评定量表

功能独立性评定量表(FIM)评估的是功能独立自主量。所谓"功能独立自主量",是根据生活独立的负担来评估身体和认知方面的缺陷,所以功能独立自主量的分数是用来衡量个体的独立生活能力的。功能独立自主量的项目有进食,梳洗,沐浴,穿上身衣服,穿下身衣服,上厕所,膀胱管理,大肠管理,在床、椅、轮椅之间的移动,坐厕,使用浴盆、淋浴室,步行和使用轮椅移动,上下楼梯,视听理解,非言语表达,社会交往,解决问题,记忆等。

对功能独立自主量的描述采用的是一种混合的方法,包含 18 个项目用来评估 6 方面的功能。这些项目可分为两大块:身体(13 项)和认知(5 项)。根据完成每个项目受到的帮助程度给出一个分数(7 分制,1 分为完全协助,7 分为完全独立),总得分为 18~126 分,18 分代表完全不能独立完成,126 分代表完全能独立完成。各项目的分数可以独立作为参考。

根据功能独立性评定量表的规定,22 分、17 分、3 分分别是总分、身体和认知的临界分数,这些分数能够将有显著性差异的受试者最为恰当地分开。功能独立性评定量表的准确性和可靠性已经得到证实,并已经被广泛使用,且评分系统便于对比;功能独立性评定量表的局限性是实施起来需要一定的训练,仅将分数相加可能会导致误解,而且对检查者的培训花费较多。

功能独立性评定量表对独立和依赖的判断和评分如下:

1.独立

独立是指活动中不需要他人的帮助,分为完全独立和有条件的独立。

（1）完全独立。完全独立即为构成活动的所有作业均能规范、完全地完成，不需修改和辅助设备或用品，并在合理的时间内完成（7分）。

（2）有条件的独立。具有下列一项或几项者，即为有条件的独立：活动中需要辅助设备，活动需要的时间比正常人长；需要采取安全方面的考虑（6分）。

2.依赖

依赖是指为了进行活动，受试者需要另一个人予以监护或身体的接触性帮助，或者不进行活动。依赖也分为有条件的依赖和完全依赖。

（1）有条件的依赖是指受试者需要付出一半或更多的努力，其所需的辅助水平如下：

①监护和准备：受试者所需的帮助只限于备用、提示或劝告，帮助者和受试者之间没有身体上的接触，或帮助者仅需要帮助受试者准备必需品，或帮助受试者戴上矫形器（5分）。

②少量身体接触的帮助：受试者所需的帮助只限于轻轻接触，自己能付出75%及以上的努力（4分）。

③中度身体接触的帮助：受试者需要中度的帮助，自己能付出50%～75%的努力（3分）。

（2）完全依赖是指受试者需要一半以上的帮助或完全依赖他人，否则活动就不能进行，其所需的辅助水平如下：

①大量身体接触的帮助：受试者付出的努力小于50%，但大于25%（2分）。

②完全依赖：受试者付出的努力小于25%（1分）。

功能独立性评定量表的最高分为126分（运动功能评分91分，认知功能评分35分），最低分为18分。其中，126分为完全独立，108～125分为基本独立，90～107分为有条件的独立或极轻度依赖，72～89分为轻度依赖,54～71 分为中度依赖,36～53 分为重度依赖,19～35 分为极重度依赖,18 分为完全依赖。

功能独立性量表的具体评分如下:

1.进食

7 分:完全独立构成进食活动的所有作业受试者均能规范、安全地完成,不需要修改和辅助设备及用品,并且是在合理的时间内完成。

6 分:受试者在进食活动中有条件地独立,需要辅助设备,或是进食活动需要比正常人更长的时间,或者是进食时需要采取一定的安全措施。

5 分:受试者有条件地依赖他人,自己付出 50％或更多的努力,其所需的帮助只限于备用、提示或劝告,帮助者和受试者之间没有身体上的接触,或者是帮助者仅需帮助受试者准备必需品(如餐具等)。

4 分:受试者有条件地依赖他人,自己付出 50％或更多的努力,帮助者对其所提供的辅助水平仅限于少量的身体接触,即受试者所需的帮助只限于轻轻接触,自己能付出 75％或更多的努力。

3 分:受试者有条件地依赖他人,自己付出 50％或更多的努力,其需要中度水平的身体接触的帮助,自己能付出 50％～75％的努力。

2 分:受试者需要一半以上的帮助或完全依赖他人,否则进食活动就无法进行,受试者需要大量身体接触水平的帮助,自己付出的努力小于 50％,但大于 25％。

1 分:受试者进食完全依赖他人,自己付出的努力小于 25％。

2.梳洗

7 分:完全独立构成梳洗活动的所有作业受试者均能规范、安全地完成,不需要修改和辅助设备及用品,并且是在合理的时间内完成。

6 分:受试者在梳洗活动中有条件地独立,需要辅助设备,或是梳洗活动需要比正常人更长的时间,或者是梳洗时需要采取一定的安全措施。

5分:受试者有条件地依赖他人,自己付出50%或更多的努力,其所需的帮助只限于备用、提示或劝告,帮助者和受试者之间没有身体上的接触,或者是帮助者仅需帮助受试者准备必需品(如梳洗用品等)。

4分:受试者有条件地依赖他人,自己付出50%或更多的努力,帮助者对其所提供的辅助水平仅限于少量的身体接触,即受试者所需的帮助只限于轻轻接触,自己能付出75%或更多的努力。

3分:受试者有条件地依赖他人,自己付出50%或更多的努力,其需要中度水平的身体接触的帮助,自己能付出50%~75%的努力。

2分:受试者需要一半以上的帮助或完全依赖他人,否则梳洗活动就无法进行,受试者需要大量身体接触水平的帮助,自己付出的努力小于50%,但大于25%。

1分:受试者梳洗完全依赖他人,自己付出的努力小于25%。

3.沐浴

7分:完全独立构成沐浴活动的所有作业受试者均能规范、安全地完成,不需要修改和辅助设备及用品,并且是在合理的时间内完成。

6分:受试者在沐浴活动中有条件地独立,需要辅助设备,或是沐浴活动需要比正常人更长的时间,或者是沐浴时需要采取一定的安全措施。

5分:受试者有条件地依赖他人,自己付出50%或更多的努力,其所需的帮助只限于备用、提示或劝告,帮助者和受试者之间没有身体上的接触,或者是帮助者仅需帮助受试者准备必需品(如沐浴用品等)。

4分:受试者有条件地依赖他人,自己付出50%或更多的努力,帮助者对其所提供的辅助水平仅限于少量的身体接触,即受试者所需的帮助只限于轻轻接触,自己能付出75%或更多的努力。

3分:受试者有条件地依赖他人,自己付出50%或更多的努力,其需要中度水平的身体接触的帮助,自己能付出50%~75%的努力。

2分:受试者需要一半以上的帮助或完全依赖他人,否则沐浴活动就无法进行,受试者需要大量身体接触水平的帮助,自己付出的努力小于50%,但大于25%。

1分:受试者沐浴完全依赖他人,自己付出的努力小于25%。

4.穿上身衣服

7分:完全独立构成穿上身衣服活动的所有作业受试者均能规范、安全地完成,不需要修改和辅助设备及用品,并且是在合理的时间内完成。

6分:受试者在穿上身衣服活动中有条件地独立,需要辅助设备,或是穿上身衣服活动需要比正常人更长的时间,或者是穿上身衣服时需要采取一定的安全措施。

5分:受试者有条件地依赖他人,自己付出50%或更多的努力,其所需的帮助只限于备用、提示或劝告,帮助者和受试者之间没有身体上的接触,或者是帮助者仅需帮助受试者准备必需品(如上身衣服等)。

4分:受试者有条件地依赖他人,自己付出50%或更多的努力,帮助者对其所提供的辅助水平仅限于少量的身体接触,即受试者所需的帮助只限于轻轻接触,自己能付出75%或更多的努力。

3分:受试者有条件地依赖他人,自己付出50%或更多的努力,其需要中度水平的身体接触的帮助,自己能付出50%～75%的努力。

2分:受试者需要一半以上的帮助或完全依赖他人,否则穿上身衣服的活动就无法进行,受试者需要大量身体接触水平的帮助,自己付出的努力小于50%,但大于25%。

1分:受试者穿上身衣服完全依赖他人,自己付出的努力小于25%。

5.穿下身衣服

7分:完全独立构成穿下身衣服活动的所有作业受试者均能规范、安全地完成,不需要修改和辅助设备及用品,并且是在合理的时间内完成。

6分：受试者在穿下身衣服活动中有条件地独立，需要辅助设备，或是穿下身衣服活动需要比正常人更长的时间，或者是穿下身衣服时需要采取一定的安全措施。

5分：受试者有条件地依赖他人，自己付出 50% 或更多的努力，其所需的帮助只限于备用、提示或劝告，帮助者和受试者之间没有身体上的接触，或者是帮助者仅需帮助受试者准备必需品（如下身衣服等）。

4分：受试者有条件地依赖他人，自己付出 50% 或更多的努力，帮助者对其所提供的辅助水平仅限于少量的身体接触，即受试者所需的帮助只限于轻轻接触，自己能付出 75% 或更多的努力。

3分：受试者有条件地依赖他人，自己付出 50% 或更多的努力，其需要中度水平的身体接触的帮助，自己能付出 50%～75% 的努力。

2分：受试者需要一半以上的帮助或完全依赖他人，否则穿下身衣服的活动就无法进行，受试者需要大量身体接触水平的帮助，自己付出的努力小于 50%，但大于 25%。

1分：受试者穿下身衣服完全依赖他人，自己付出的努力小于 25%。

6. 上厕所

7分：完全独立构成上厕所活动的所有作业受试者均能规范、安全地完成，不需要修改和辅助设备及用品，并且是在合理的时间内完成。

6分：受试者在上厕所活动中有条件地独立，需要辅助设备，或是上厕所活动需要比正常人更长的时间，或者是上厕所时需要采取一定的安全措施。

5分：受试者有条件地依赖他人，自己付出 50% 或更多的努力，其所需的帮助只限于备用、提示或劝告，帮助者和受试者之间没有身体上的接触，或者是帮助者仅需帮助受试者准备必需品（如厕纸等）。

4分：受试者有条件地依赖他人，自己付出 50% 或更多的努力，帮助者对其所提供的辅助水平仅限于少量的身体接触,即受试者所需的帮助只限于轻轻接触,自己能付出 75％或更多的努力。

3 分:受试者有条件地依赖他人,自己付出 50％或更多的努力,其需要中度水平的身体接触的帮助,自己能付出 50％～75％的努力。

2 分:受试者需要一半以上的帮助或完全依赖他人,否则上厕所活动就无法进行,受试者需要大量身体接触水平的帮助,自己付出的努力小于50％,但大于 25％。

1 分:受试者上厕所完全依赖他人,自己付出的努力小于 25％。

7.膀胱管理

7 分:完全独立构成膀胱管理活动的所有作业受试者均能规范、安全地完成,不需要修改和辅助设备及用品,并且是在合理的时间内完成。

6 分:受试者在膀胱管理活动中有条件地独立,需要辅助设备,或是膀胱管理活动需要比正常人更长的时间,或者是膀胱管理时需要采取一定的安全措施。

5 分:受试者有条件地依赖他人,自己付出 50％或更多的努力,其所需的帮助只限于备用、提示或劝告,帮助者和受试者之间没有身体上的接触,或者是帮助者仅需帮助受试者准备必需品(如夜壶等)。

4 分:受试者有条件地依赖他人,自己付出 50％或更多的努力,帮助者对其所提供的辅助水平仅限于少量的身体接触,即受试者所需的帮助只限于轻轻接触,自己能付出 75％或更多的努力。

3 分:受试者有条件地依赖他人,自己付出 50％或更多的努力,其需要中度水平的身体接触的帮助,自己能付出 50％～75％的努力。

2 分:受试者需要一半以上的帮助或完全依赖他人,否则膀胱管理活动就无法进行,受试者需要大量身体接触水平的帮助,自己付出的努力小于 50％,但大于 25％。

1分:受试者的膀胱管理完全依赖他人,自己付出的努力小于25％。

8.大肠管理

7分:完全独立构成大肠管理活动的所有作业受试者均能规范、安全地完成,不需要修改和辅助设备及用品,并且是在合理的时间内完成。

6分:受试者在大肠管理活动中有条件地独立,需要辅助设备,或是大肠管理活动需要比正常人更长的时间,或者是大肠管理时需要采取一定的安全措施。

5分:受试者有条件地依赖他人,自己付出50％或更多的努力,其所需的帮助只限于备用、提示或劝告,帮助者和受试者之间没有身体上的接触,或者是帮助者仅需帮助受试者准备必需品(如便器等)。

4分:受试者有条件地依赖他人,自己付出50％或更多的努力,帮助者对其所提供的辅助水平仅限于少量的身体接触,即受试者所需的帮助只限于轻轻接触,自己能付出75％或更多的努力。

3分:受试者有条件地依赖他人,自己付出50％或更多的努力,其需要中度水平的身体接触的帮助,自己能付出50％～75％的努力。

2分:受试者需要一半以上的帮助或完全依赖他人,否则大肠管理活动就无法进行,受试者需要大量身体接触水平的帮助,自己付出的努力小于50％,但大于25％。

1分:受试者的大肠管理完全依赖他人,自己付出的努力小于25％。

9.在床、椅、轮椅之间的移动

7分:完全独立构成在床、椅、轮椅之间的移动活动的所有作业受试者均能规范、安全地完成,不需要修改和辅助设备及用品,并且是在合理的时间内完成。

6分:受试者在床、椅、轮椅之间的移动活动中有条件地独立,需要辅助设备,或是在床、椅、轮椅之间的移动活动需要比正常人更长的时间,或者是在床、椅、轮椅之间移动时需要采取一定的安全措施。

5分:受试者有条件地依赖他人,自己付出50%或更多的努力,其所需的帮助只限于备用、提示或劝告,帮助者和受试者之间没有身体上的接触,或者是帮助者仅需帮助受试者准备必需品(如轮椅等)。

4分:受试者有条件地依赖他人,自己付出50%或更多的努力,帮助者对其所提供的辅助水平仅限于少量的身体接触,即受试者所需的帮助只限于轻轻接触,自己能付出75%或更多的努力。

3分:受试者有条件地依赖他人,自己付出50%或更多的努力,其需要中度水平的身体接触的帮助,自己能付出50%~75%的努力。

2分:受试者需要一半以上的帮助或完全依赖他人,否则在床、椅、轮椅之间的移动活动就无法进行,受试者需要大量身体接触水平的帮助,自己付出的努力小于50%,但大于25%。

1分:受试者在床、椅、轮椅之间的移动完全依赖他人,自己付出的努力小于25%。

10.坐厕

7分:完全独立构成坐厕活动的所有作业受试者均能规范、安全地完成,不需要修改和辅助设备及用品,并且是在合理的时间内完成。

6分:受试者在坐厕活动中有条件地独立,需要辅助设备,或是坐厕活动需要比正常人更长的时间,或者是坐厕时需要采取一定的安全措施。

5分:受试者有条件地依赖他人,自己付出50%或更多的努力,其所需的帮助只限于备用、提示或劝告,帮助者和受试者之间没有身体上的接触,或者是帮助者仅需帮助受试者准备必需品(如助行器等)。

4分:受试者有条件地依赖他人,自己付出50%或更多的努力,帮助者对其所提供的辅助水平仅限于少量的身体接触,即受试者所需的帮助只限于轻轻接触,自己能付出75%或更多的努力。

3分:受试者有条件地依赖他人,自己付出 50％ 或更多的努力,其需要中度水平的身体接触的帮助,自己能付出 50％～75％ 的努力。

2分:受试者需要一半以上的帮助或完全依赖他人,否则坐厕活动就无法进行,受试者需要大量身体接触水平的帮助,自己付出的努力小于 50％,但大于 25％。

1分:受试者坐厕完全依赖他人,自己付出的努力小于 25％。

11.使用浴盆、淋浴室

7分:完全独立构成使用浴盆、淋浴室活动的所有作业受试者均能规范、安全地完成,不需要修改和辅助设备及用品,并且是在合理的时间内完成。

6分:受试者在使用浴盆、淋浴室的活动中有条件地独立,需要辅助设备,或是使用浴盆、淋浴室的活动需要比正常人更长的时间,或者是使用浴盆、淋浴室时需要采取一定的安全措施。

5分:受试者有条件地依赖他人,自己付出 50％ 或更多的努力,其所需的帮助只限于备用、提示或劝告,帮助者和受试者之间没有身体上的接触,或者是帮助者仅需帮助受试者准备必需品(如浴盆等)。

4分:受试者有条件地依赖他人,自己付出 50％ 或更多的努力,帮助者对其所提供的辅助水平仅限于少量的身体接触,即受试者所需的帮助只限于轻轻接触,自己能付出 75％ 或更多的努力。

3分:受试者有条件地依赖他人,自己付出 50％ 或更多的努力,其需要中度水平的身体接触的帮助,自己能付出 50％～75％ 的努力。

2分:受试者需要一半以上的帮助或完全依赖他人,否则使用浴盆、淋浴室的活动就无法进行,受试者需要大量身体接触水平的帮助,自己付出的努力小于 50％,但大于 25％。

1分:受试者使用浴盆、淋浴室完全依赖他人,自己付出的努力小于25%。

12.步行和使用轮椅移动

7分:完全独立构成步行和使用轮椅移动活动的所有作业受试者均能规范、安全地完成,不需要修改和辅助设备及用品,并且是在合理的时间内完成。

6分:受试者在步行和使用轮椅移动活动中有条件地独立,需要辅助设备,或是步行和使用轮椅移动活动需要比正常人更长的时间,或者是步行和使用轮椅移动时需要采取一定的安全措施。

5分:受试者有条件地依赖他人,自己付出50%或更多的努力,其所需的帮助只限于备用、提示或劝告,帮助者和受试者之间没有身体上的接触,或者是帮助者仅需帮助受试者准备必需品(如轮椅等)。

4分:受试者有条件地依赖他人,自己付出50%或更多的努力,帮助者对其所提供的辅助水平仅限于少量的身体接触,即受试者所需的帮助只限于轻轻接触,自己能付出75%或更多的努力。

3分:受试者有条件地依赖他人,自己付出50%或更多的努力,其需要中度水平的身体接触的帮助,自己能付出50%~75%的努力。

2分:受试者需要一半以上的帮助或完全依赖他人,否则步行和使用轮椅移动的活动就无法进行,受试者需要大量身体接触水平的帮助,自己付出的努力小于50%,但大于25%。

1分:受试者步行和使用轮椅移动完全依赖他人,自己付出的努力小于25%。

13.上下楼梯

7分:完全独立构成上下楼梯活动的所有作业受试者均能规范、安全地完成,不需要修改和辅助设备及用品,并且是在合理的时间内完成。

6分:受试者在上下楼梯活动中有条件地独立,需要辅助设备,或是上下楼梯活动需要比正常人更长的时间,或者是上下楼梯时需要采取一定的安全措施。

5分:受试者有条件地依赖他人,自己付出50%或更多的努力,其所需的帮助只限于备用、提示或劝告,帮助者和受试者之间没有身体上的接触,或者是帮助者仅需帮助受试者准备必需品(如拐棍等)。

4分:受试者有条件地依赖他人,自己付出50%或更多的努力,帮助者对其所提供的辅助水平仅限于少量的身体接触,即受试者所需的帮助只限于轻轻接触,自己能付出75%或更多的努力。

3分:受试者有条件地依赖他人,自己付出50%或更多的努力,其需要中度水平的身体接触的帮助,自己能付出50%～75%的努力。

2分:受试者需要一半以上的帮助或完全依赖他人,否则上下楼梯活动就无法进行,受试者需要大量身体接触水平的帮助,自己付出的努力小于50%,但大于25%。

1分:受试者上下楼梯完全依赖他人,自己付出的努力小于25%。

14.视听理解

7分:完全独立构成视听理解活动的所有作业受试者均能规范、安全地完成,不需要修改和辅助设备及用品,并且是在合理的时间内完成。

6分:受试者在视听理解活动中有条件地独立,需要辅助设备,或是视听理解活动需要比正常人更长的时间,或者是在视听理解时需要采取一定的安全措施。

5分:受试者有条件地依赖他人,自己付出50%或更多的努力,其所需的帮助只限于备用、提示或劝告,帮助者和受试者之间没有身体上的接触,或者是帮助者仅需帮助受试者准备必需品(如眼镜等)。

4分:受试者有条件地依赖他人,自己付出50%或更多的努力,帮助者对其所提供的辅助水平仅限于少量的身体接触,即受试者所需的帮助只限于轻轻接触,自己能付出 75% 或更多的努力。

3分:受试者有条件地依赖他人,自己付出 50% 或更多的努力,其需要中度水平的身体接触的帮助,自己能付出 50%～75% 的努力。

2分:受试者需要一半以上的帮助或完全依赖他人,否则视听理解活动就无法进行,受试者需要大量身体接触水平的帮助,自己付出的努力小于 50%,但大于 25%。

1分:受试者的视听理解完全依赖他人,自己付出的努力小于 25%。

15.非言语表达

7分:完全独立构成非言语表达活动的所有作业受试者均能规范、安全地完成,不需要修改和辅助设备及用品,并且是在合理的时间内完成。

6分:受试者在非言语表达活动中有条件地独立,需要辅助设备,或是非言语表达活动需要比正常人更长的时间,或者是在非言语表达时需要采取一定的安全措施。

5分:受试者有条件地依赖他人,自己付出 50% 或更多的努力,其所需的帮助只限于备用、提示或劝告,帮助者和受试者之间没有身体上的接触,或者是帮助者仅需帮助受试者准备必需品(如纸笔等)。

4分:受试者有条件地依赖他人,自己付出 50% 或更多的努力,帮助者对其所提供的辅助水平仅限于少量的身体接触,即受试者所需的帮助只限于轻轻接触,自己能付出 75% 或更多的努力。

3分:受试者有条件地依赖他人,自己付出 50% 或更多的努力,其需要中度水平的身体接触的帮助,自己能付出 50%～75% 的努力。

2分:受试者需要一半以上的帮助或完全依赖他人,否则非言语表达活动就无法进行,受试者需要大量身体接触水平的帮助,自己付出的努力小于 50%,但大于 25%。

1分:受试者的非言语表达完全依赖他人,自己付出的努力小于 25%。

16.社会交往

7分:完全独立构成社会交往活动的所有作业受试者均能规范、安全地完成,不需要修改和辅助设备及用品,并且是在合理的时间内完成。

6分:受试者在社会交往活动中有条件地独立,需要辅助设备,或是社会交往活动需要比正常人更长的时间,或者是在社会交往时需要采取一定的安全措施。

5分:受试者有条件地依赖他人,自己付出 50% 或更多的努力,其所需的帮助只限于备用、提示或劝告,帮助者和受试者之间没有身体上的接触,或者是帮助者仅需帮助受试者准备必需品(如手机等)。

4分:受试者有条件地依赖他人,自己付出 50% 或更多的努力,帮助者对其所提供的辅助水平仅限于少量的身体接触,即受试者所需的帮助只限于轻轻接触,自己能付出 75% 或更多的努力。

3分:受试者有条件地依赖他人,自己付出 50% 或更多的努力,其需要中度水平的身体接触的帮助,自己能付出 50%~75% 的努力。

2分:受试者需要一半以上的帮助或完全依赖他人,否则社会交往活动就无法进行,受试者需要大量身体接触水平的帮助,自己付出的努力小于 50%,但大于 25%。

1分:受试者的社会交往完全依赖他人,自己付出的努力小于 25%。

17.解决问题

7分:完全独立构成解决问题活动的所有作业受试者均能规范、安全地完成,不需要修改和辅助设备及用品,并且是在合理的时间内完成。

6分:受试者在解决问题活动中有条件地独立,需要辅助设备,或是解决问题活动需要比正常人更长的时间,或者是在解决问题时需要采取一定的安全措施。

5分:受试者有条件地依赖他人,自己付出50%或更多的努力,其所需的帮助只限于备用、提示或劝告,帮助者和受试者之间没有身体上的接触,或者是帮助者仅需帮助受试者准备必需品(如相关工具等)。

4分:受试者有条件地依赖他人,自己付出50%或更多的努力,帮助者对其所提供的辅助水平仅限于少量的身体接触,即受试者所需的帮助只限于轻轻接触,自己能付出75%或更多的努力。

3分:受试者有条件地依赖他人,自己付出50%或更多的努力,其需要中度水平的身体接触的帮助,自己能付出50%~75%的努力。

2分:受试者需要一半以上的帮助或完全依赖他人,否则解决问题活动就无法进行,受试者需要大量身体接触水平的帮助,自己付出的努力小于50%,但大于25%。

1分:受试者解决问题完全依赖他人,自己付出的努力小于25%。

18.记忆

7分:完全独立构成记忆活动的所有作业受试者均能规范、安全地完成,不需要修改和辅助设备及用品,并且是在合理的时间内完成。

6分:受试者在记忆活动中有条件地独立,需要辅助设备,或是记忆活动需要比正常人更长的时间,或者是在记忆时需要采取一定的安全措施。

5分:受试者有条件地依赖他人,自己付出50%或更多的努力,其所需的帮助只限于备用、提示或劝告,帮助者和受试者之间没有身体上的接触,或者是帮助者仅需帮助受试者准备必需品(如记事本等)。

4分:受试者有条件地依赖他人,自己付出50%或更多的努力,帮助者对其所提供的辅助水平仅限于少量的身体接触,即受试者所需的帮助只限于轻轻接触,自己能付出75%或更多的努力。

3分:受试者有条件地依赖他人,自己付出50%或更多的努力,其需要中度水平的身体接触的帮助,自己能付出50%~75%的努力。

2分:受试者需要一半以上的帮助或完全依赖他人,否则记忆活动就无法进行,受试者需要大量身体接触水平的帮助,自己付出的努力小于50%,但大于25%。

1分:受试者的记忆完全依赖他人,自己付出的努力小于25%。

第三章　运动功能评定

第一节　卡尔-谢帕德运动功能评定量表

卡尔-谢帕德（Carr-Shepherd）运动功能评定量表（简称 MAS）是基于多重复用模式（MRP）技术设计出来的，20 世纪 80 年代主要在澳大利亚应用，随后推广至其他国家。该量表以功能任务为中心，评价受试者在完成相应功能的活动项目中的表现，与传统固定体位检查受试者单一运动功能的方式相比，可以提供更多与受试者实际功能活动能力相关的信息，并且具有操作简单、针对性强等特点。

Carr-Shepherd 运动功能评定量表主要包括 8 项运动功能评定（仰卧位到侧卧位、仰卧位到床边坐、坐位平衡、从坐到站、行走、上肢功能、手功能、手的精细活动）和 1 项全身肌张力评定，共 9 项内容，其中全身肌张力评定不列入总分，只作为参考。8 项运动功能评定每项得分为 0～6 分，8 项总分为 48 分，分数越高表示运动功能越好。总分超过 33 分者为轻度运动障碍，总分为 17～32 分者为中度运动障碍，总分为 0～16 分者为重度运动障碍。

Carr-Shepherd 运动功能评定量表的项目及计分标准如下：

1.仰卧位到侧卧位

0分:受试者完全依赖他人的帮助。

1分:受试者在健侧上肢和下肢的帮助下翻至侧卧位,但没有屈膝。

2分:受试者主动将腿跨到对侧,带动下半侧至侧卧位,上肢滞留在后。

3分:受试者的两上肢抬高并转向一侧,一侧的下肢主动跨向对侧,身体随之呈侧卧位。

4分:受试者主动将一侧上肢转向对侧,身体其余部分随之呈侧卧位。

5分:受试者移动上肢和下肢,翻至侧卧位但失去平衡,并有上肢前屈和肩部前伸的表现。

6分:受试者 3 s 内翻至侧卧位,不需要用手帮助。

2.仰卧位到床边坐

0分:受试者完全依赖他人的帮助。

1分:检查者帮助受试者至侧卧位,受试者可向侧方抬起头,但不能坐起。

2分:受试者自己控制头的位置,检查者帮助受试者从侧卧位之床边坐起。

3分:检查者站在受试者旁边,帮助受试者将下肢置于床边,受试者从侧卧位改为床边坐起。

4分:没有检查者监护,受试者从侧卧位改为床边坐起。

5分:没有检查者监护,受试者从仰卧位改为床边坐起。

6分:没有检查者监护,受试者在 10 s 内从仰卧位改为床边坐起。

3.坐位平衡

0分:受试者不能坐。

1分:只有在检查者的帮助下,受试者才能保持坐位平衡。

2分:受试者的双膝和足并在一起,足支撑在地面上,在无帮助的情况下可坐 10 s。

3分:受试者的身体重心前移至髋部,并均匀分布于两侧,头和胸椎伸展,在无支持的情况下保持坐位平衡。

4分:受试者在无支持的情况下保持坐位,可转头向后看,两足并在一起并放在地上,两手放在大腿上(下肢不得外展或不能移动足,手不能支撑在体侧)。

5分:受试者在无支持的情况下保持坐位,并能将重心前移至手触地,再返回原坐位,手触地至少在足前 10 cm(两足放在地上,不允许受试者抓住某支撑物,必要时可用患侧的上肢支撑,下肢和足不得移动)。

6分:受试者坐在无支持的方凳上,能侧移重心至手触地,再返回原位(两足放在地上,不允许受试者抓住某支撑物,必要时可用患侧的上肢支撑,下肢和足不得移动,重心不能前移)。

4.从坐到站

0分:受试者不能站。

1分:受试者在检查者的帮助下站起。

2分:检查者站在受试者旁边,用手给予支持的情况下受试者站起,但体重分布不均。

3分:受试者自己站起,体重均匀分布于两侧。

4分:受试者自己站起,并在伸髋伸膝位能站 5 s,体重平均分布于两侧。

5分:无检查者监护的情况下,受试者能从坐位站起再回到坐位,并且体重分布对称和充分伸髋。

6分:无检查者监护的情况下,受试者能从坐位站起再回到坐位,10 s内可重复 3 次,并且体重分布对称。

5.行走

0分:受试者不能行走。

1分:在检查者的监护下,受试者患腿支撑并呈伸髋位,健腿可向前迈。

2分:受试者能在 1 人的监护下行走。

3分:在无监护人的情况下,受试者用任何支具或独立行走 3 m(或10 步)。

4分:在 15 s 内,受试者不用支具能行走 5 m(或 16 步)。

5分:在 25 s 内,受试者不用支具能行走 10 m(或 33 步),可用任何一只手从地上拾起一个小沙袋,并能转弯走回原地。

6分:受试者在 35 s 内能上下 4 个台阶并重复 3 次(可用或不用某一支具,但不能抓扶手)。

6.上肢功能

0分:受试者的上肢不能动。

1分:受试者取仰卧位,检查者帮助其抬高上肢并伸肘,受试者能使肩胛带前伸。

2分:受试者取仰卧位,检查者帮助其抬高上肢,受试者在充分伸肘20°以内维持该位置 2 s,上肢可稍外旋。

3分:检查者可使受试者的前臂旋后,上肢抬高同上,使手掌朝向前额,做肘关节的屈伸运动。

4分:受试者取坐位,检查者抬高受试者的上肢至前屈 90°,受试者维持此位置 2 s,并有伸肘和前臂旋后,但不能过度抬肩。

5分:受试者取坐位,抬高上肢至上述位置,能维持 10 s 然后放下,并有前臂旋后,不能前臂旋前。

6分:受试者取站立位,上肢外展 90°,用手掌抵住墙壁,在身体转向该墙壁时仍能保持上肢呈伸肘位。

7.手功能

0分:受试者的手不能动。

1分:受试者取坐位,检查者使受试者的前臂放在桌子上,在其手上放一圆筒状物体,嘱受试者做伸腕运动,使该物体从桌上拿起,但不许屈肘。

2分:受试者取坐位,检查者使受试者的前臂呈中立位,即尺侧放在桌面上,腕关节伸直,拇指与前臂位置相同,其余手指握住一筒状物,受试者做手的桡偏动作,手从桌面抬起,不能屈肘或前臂旋前。

3分:受试者取坐位,屈肘置于体侧,前臂做旋前和旋后动作。

4分:受试者双手向前抱起一个直径为 14 cm 的球再放下。球放在受试者面前的桌子上,受试者伸展上肢且肩胛骨前伸,即可完成该动作。

5分:受试者从桌子某一边拿起一只杯子,再将其放在桌子的另一边,不能改变杯子的摆放样式。

6分:在 10 s 内,受试者的拇指与其余四指持续对指 14 次以上;必须由其他四指分别去对拇指,从食指开始,不能用拇指从一根手指滑向另一根手指。

8.手的精细活动

0分:受试者的手指不能动。

1分:受试者前伸上肢,从身边的桌子上拾起一个钢笔头再放下。

2分:受试者用左(右)手将右(左)边杯中的 8 颗豆子分次拿出,再放到左(右)边的杯中,两杯之间的距离相当于受试者的两个臂长。

3分：受试者画几条水平线，终止于某一垂线，20 s 内画 10 次，至少有 5 条线接触或止于该垂线。

4分：受试者用一支铅笔在一张纸上快速地点点，每秒钟至少点 2 个点，连续点 5 s。在无帮助的情况下，受试者拿起铅笔，像拿起钢笔写字一样，把笔拿好点点（不是敲）。

5分：受试者将一勺液体放入口中，不能去迎，也不能使液体溢出。

6分：受试者拿起梳子，并能梳头后部的头发。

9.全身肌张力

0分：受试者处于昏迷状态。

1分：受试者的肢体呈软瘫，活动其身体各部分无阻力。

2分：活动受试者身体各部分可感到有一些反应。

3分：受试者肌张力变化不定，有时迟缓，有时正常或增高。

4分：受试者始终正常反应。

5分：受试者 50% 的时间内肌张力增高。

6分：受试者持续性肌张力增高。

第二节　弗格-梅耶感觉运动恢复量表

弗格-梅耶感觉运动恢复量表是由瑞典学者弗格-梅耶（Fugl-Meyer）设计的一种累加积分量表，专门用于脑卒中患者感觉运动功能的评估。但是，该量表对上肢评分的权重高于下肢，对下肢运动功能恢复情况的评估不够细致；另外该量表中每个测试项目采用单一固定的动作，没有实际功能的意义，可能会出现患者的实际功能与 Fugl-Meyer 感觉运动恢复量表评分分离的现象。

Fugl-Meyer 感觉运动恢复量表的评定内容包括肢体运动、平衡、感觉、关节活动度和疼痛 5 项。临床上评估运动功能时常用其简化版,即 Fugl-Meye 运动功能评定量表,该量表是根据布伦斯特罗姆(Brunnstrom)的肢体功能恢复理论编制的,按照迟缓期、痉挛期、联带运动期、部分分离期和分离运动期的顺序依次评估。评估的每个小项目分为 3 级,分别计 0 分(不能完成)、1 分(部分完成)和 2 分(充分完成),上肢评估总分 66 分,下肢评估总分 34 分,满分 100 分。

Fugl-Meyer 运动功能评定量表的评定者间和评定者内信度及结构效度都很高,为临床和科研中评估脑卒中后运动功能障碍的首选量表。Fugl-Meyer 感觉运动恢复量表如表 3-1 所示。

表 3-1　Fugl-Meyer 感觉运动恢复量表

运动功能,障碍(几级):			
评定日期:	评定者(签名):		
	Fugl-Meyer 运动功能评分的临床意义		
运动评分	分级	临床意义	
<50 分	Ⅰ级	严重运动障碍	
50～84 分	Ⅱ级	明显运动障碍	
85～95 分	Ⅲ级	中度运动障碍	
96～100 分	Ⅳ级	轻度运动障碍	
评估内容/评分	0 分	1 分	2 分	
一、上肢(共 33 项,每项最高分为 2 分,共 66 分)			
坐位与仰卧位			
1.有无反射活动			

续表

(1)肱二头肌	不能引起反射活动		能引起反射活动		
(2)肱三头肌	同上		同上		
2.屈肌协同运动					
(3)肩上提	完全不能进行	部分充成	无停顿地充分完成		
(4)肩后缩	同上	同上	同上		
(5)肩分展(≥90°)	同上	同上	同上		
(6)肩外旋	同上	同上	同上		
(7)肘屈曲	同上	同上	同上		
(8)前臂旋后	—	同上	同上		
3.伸肌协同运动					
(9)肩内收、内旋	同上	同上	同上		
(10)肘伸展	同上	同上	同上		
(11)前臂旋前	同上	同上	同上		
4.伴有协同运动的活动					
(12)手触腰椎	没有明显的活动	手仅可向后越过髂前上	能顺利地进行		
(13)肩关节屈曲90°,肘关节伸直	开始时手臂立即外展或肘关节屈曲	在接近规定位置时肩关节外展或肘关节屈曲	能顺利充分地完成		
(14)肩 0°,肘屈90°,前臂旋前、旋后	不能屈肘或前臂不能旋	肩、肘位正确,基本上能旋前、旋后	顺利完成		

续表

5.脱离协同运动的活动					
（15）肩关节外展90°，肘伸直，前臂旋前	开始时肘就屈曲，前臂偏离方向，不能旋前	可部分地完成此动作，或在活动时肘关节屈曲，或前臂不能旋前	顺利完成		
（16）肩关节前屈，举臂过头，肘伸直，前臂中立位	开始时肘关节屈曲或肩关节发生外展	肩屈曲中途，肘关节屈曲，肩关节外展	顺利完成		
（17）肩屈曲30°~90°，肘伸直，前臂旋前、旋后	前臂旋前或旋后完全不能进行，或是肩肘位不正确	肩、肘位置正确，基本上能完成旋前、旋后	顺利完成		
6.反射亢进					
（18）检查肱二头肌、肱三头肌和指屈肌3种反射	2~3个反射明显亢进	1个反射明显亢进或至少2个反射活跃	活跃反射不超过1个，且无反射亢进		
7.腕稳定性					
（19）肩0°，肘屈90°时，腕背屈	不能背屈腕关节达15°	可完成腕背屈，但不能抗拒阻力	施加轻微阻力仍可保持腕背屈		
（20）肩0°，肘屈90°，腕屈伸	不能随意屈伸	不能在全关节范围内主动活动腕关节	能平滑、不停顿地进行		

续表

8.肘伸直,肩前屈30°时					
(21)腕背屈	不能背屈腕关节达15°	可完成腕背屈,但不能抗拒阻力	施加轻微阻力仍可保持腕背屈		
(22)腕屈伸	不能随意屈伸	不能在全关节范围内主动活动腕关节	能平滑、不停顿地进行		
(23)腕环形运动	不能进行	活动费力或不完全	正常完成		
9.手指					
(24)集团屈曲	不能屈曲	能屈曲但不充分	能完全主动地屈曲		
(25)集团伸展	不能伸展	能放松主动屈曲的手指	能完全主动地伸展		
(26)钩状抓提	不能保持要求的位置	握力微弱	能够抵抗相当大的阻力		
(27)倒捏	不能进行	能用拇指捏住一张纸,但不能抵抗拉力	可牢牢捏捏住纸		
(28)对捏(拇食指可挟)住一根铅笔	完全不能	捏力微弱	能抵抗相当大的阻力		
(29)圆柱状抓握	同(26)	同(26)	同(26)		

72

续表

(30)球形抓提	同上	同上	同上		
10.协调能力与速度(手指指鼻试验,连续5次)					
(31)震颤	明显震颤	轻度震颤	无震颤		
(32)辨距障碍	有明显或不规则的辨距障碍	有轻度或规则的辨距障碍	无辨距障碍		
(33)速度	较健侧长6 s	较健侧长2~5 s	两侧差别小于2 s		
二、下肢(共17项,每项最高分为2分,共34分)					
仰卧位					
1.有无反射活动					
(1)跟腱反射	无反射活动		有反射活动		
(2)膝腱反射	同上		同上		
2.屈双协同运动					
(3)髋关节屈曲	不能进行	部分进行	充分进行		
(4)膝关节屈曲	同上	同上	同上		
(5)踝关节背屈	同上	同上	同上		
3.伸肌协同运动					
(6)髋关节伸展	没有运动	微弱运动	几乎与对侧相同		
(7)髋关节内收	同上	同上	同上		
(8)膝关节伸展	同上	同上	同上		

续表

(9)踝关节跖屈	同上	同上	同上		
坐位					
4.伴有协同运动的活动					
(10)膝关节屈曲	无主动运动	膝关节能从微伸位屈曲,但屈曲小于90°	屈曲超过90°		
(11)踝关节背屈	不能主动背屈	主动背屈不完全	正常背屈		
站位					
5.脱离协同运动的活动					
(12)膝关节屈曲	在髋关节伸展位时不能屈膝	髋关节0°时膝关节能屈曲但小于90°,或进行时髋关节屈曲	能自如运动		
(13)踝关节背屈	不能主动活动	能部分背屈	能充分背曲		
仰卧					
6.反射亢进					
(14)查跟腱、膝和膝屈肌3种反射	2～3个反射明显亢进	1个反射亢进或至少2个反射活跃	活跃的反射不超过1个且无反射亢进		
7.协调能力和速度(跟-膝-胫试验,快速连续做5次)					
(15)震颤	明显震颤	轻度震颤	无震颤		
(16)辨距障碍	明显不规则的辨距障碍	轻度规则的辨距障碍	无辨距障碍		

续表

(17)速度	比健侧长 6 s	比健侧长 2～5 s	比健侧长 2 s		
总结:上肢运动评分:　　分;下肢运动评分:　　分					

第三节　沃尔夫运动功能评定量表

沃尔夫(Wolf)运动功能评定量表最初是由史蒂文·沃尔夫(Steven L. Wolf)博士于 1989 年编制的,该量表是专门针对接受强制诱导运动疗法的脑卒中患者而开发的。Wolf 运动功能评定量表的原始版本由 21 个子项目组成,修改后的版本由 17 个子项目组成,目前应用最广泛的是修改后的版本,该版本的 Wolf 运动功能评定量表由 15 个定时任务和 2 个基于强度的任务组成,这些任务按照从单关节到多关节、从简单到复杂的顺序排序。15 个定时任务评分有两个基准:执行时间(以 120 s 为界)和功能能力(0～5,0 为不能动,5 为正常运动)。每个任务满分都是 6 分,按照 0～5 分的顺序进行评分,总分为 75 分。其中,第 1～8 项为肩肘分离运动,第 9～17 项为肩-肘-手综合运动,第 7 项和第 14 项为力量测试。

Wolf 运动功能评定量表所需测试房间的最小面积为 518.16 cm×304.8 cm,旨在能发起视频通话。此外,还需要一张标准高度的桌子(大约为 137 cm×76 cm×73.5 cm);一把直靠背、无扶手的椅子(座椅面距地面约为 45.7 cm,也可根据受试者的身高进行选择,以保证最优化地完成测试内容);一个高 111.76 cm 的床头桌;一个高 25.4 cm 的盒子(塑料盒或者是硬纸盒,高度为 15.2～20.3 cm,可根据受试者的情况选择最佳的);数支长为 17.78 cm 的六面铅笔;数枚长为 5.08 cm 的上色回形针;

3 个圆形塑料盘（或者是棋子）；3 张卡片（大小为 7.62 cm×12.7 cm）；一块毛巾（大小为 63.5 cm×38.1 cm）；一套旋转式锁钥（可呈 45°角固定在木板上）；不同重量的沙袋（负重物）；一个标准握力计；一个带有提手的篮子（塑料篮或是柳条编制，大小为 38.1 cm×21.6 cm×35.56 cm）；一罐未打开的易拉罐（质量为 392 g）；秒表；滑石粉。

Wolf 运动功能评定量表的具体内容如表 3-2 所示。

表 3-2　Wolf 运动功能评定量表

测试项目	时间	评分 （0～5 分）	备注
1.前臂放到侧方桌面上			
2.前臂放到侧方桌面上的盒子上			
3.向侧方伸肘			
4.负重后向侧方伸肘			
5.将手放在桌面上（前方位）			
6.将手放在桌面上的盒子上（前方位）			
7.手负重后放到前面桌面上的盒子上			
8.上肢前伸后回收			
9.举起易拉罐			
10.拿起铅笔			
11.拿起回形针			
12.堆塑料盘或棋子			
13.翻卡片			
14.握力测试			
15.旋转插入锁中的钥匙			
16.折叠毛巾			
17.拎起篮子			

Wolf 运动功能评定量表的动作质量评估标准为：

0 分：受试者的上肢不能做尝试性的动作。

1 分:受试者的上肢不能参与功能性活动,但可以做出一些尝试性的动作(在单侧测试活动中,可以用非测试侧上肢来帮助被测试侧上肢)。

2 分:受试者能够完成动作,但要求非测试侧上肢给予较少的帮助(如稍微进行调整或改变体位,或在完成过程中需要尝试 2 次以上,或是完成动作非常缓慢)。

3 分:受试者能够完成动作,但测试过程中受到共同运动或完成速度等的影响。

4 分:受试者能够完成动作,运动接近正常(正常的标准是以受影响较小的上肢作为参考,并结合发病前的优势侧肢体来判断),但缺乏准确性、协调性或流畅性。

5 分:受试者可正常完成动作。

第四节 上肢动作研究量表

上肢动作研究量表是专门评估脑卒中后上肢功能障碍的标准化等级量表,其通过四大基本动作(19 项),即抓(6 项)、握(3 项)、捏(6 项)和粗大动作(4 项)来评估上肢的运动。每个项目采用 4 分制,0 分表示无法完成,3 分表示正常完成,满分 57 分。上肢动作研究量表与 Fugl-Meyer 运动功能评定量表相比,在评估上肢功能时,二者在入院($r = 0.7, p < 0.001$)和出院($r = 0.87, p < 0.01$)评价时相关度高,对急性期脑卒中住院患者的康复变化敏感度相同,因此可以常规用于对上肢运动功能恢复情况的评估。

上肢动作研究量表的优点是简便、快速,可靠性高(ICC=0.99);缺点是需要较多的工具和设备。上肢动作研究量表的动作得分标准如下:

1.抓

(1)抓取一体积为 10 cm³ 的木块(如果得分为 3 分,则该部分总分为 18 分,并直接做"握"的部分)。

(2)抓取一体积为 2.5 cm³ 的木块(如果得分为 0 分,则该部分总分为 0 分,并直接做"握"的部分)。

(3)抓取一体积为 5 cm³ 的木块。

(4)抓取一体积为 7.5 cm³ 的木块。

(5)抓取一直径为 7.5 cm 的小球。

(6)抓取一大小约为 10 cm×2.5 cm×1 cm 的石头。

2.握

(1)把一个玻璃杯中的水倒入另一个玻璃杯里(如果得分为 3 分,则该部分总分为 12 分,并直接做"捏"的部分)。

(2)握住一根直径为 2.25 cm 的管子(如果得分为 0 分,则该部分总分为 0 分,并直接做"捏"的部分)。

(3)握住一根直径为 16 cm 的管子。

(4)握住一个直径为 3.5 cm 的螺丝钉。

3.捏

(1)用无名指和拇指相对捏起直径为 6 mm 的小球(如果得分为 3 分,则该部分总分为 18 分,并直接做"粗大运动"的部分)。

(2)用食指和拇指相对捏起直径为 1.5 cm 的弹子(如果得分为 0 分,则该部分总分为 0 分,并直接做"粗大运动"的部分)。

(3)用中指和拇指相对捏起直径为 6 mm 的小球。

(4)用食指和拇指相对捏起直径为 6 mm 的小球。

(5)用中指和拇指相对捏起直径为 1.5 cm 的弹子。

(6)用无名指和拇指相对捏起直径为 1.5 cm 的弹子。

4.粗大运动

(1)把手置于脑后(如果得分为 3 分,则该部分总分为 9 分,并结束测试;如果得分为 0 分,则该部分总分为 0 分,并结束测试)。

(2)把手放在头顶。

(3)用手碰嘴。

第五节　脑卒中康复运动功能量表

脑卒中康复运动功能量表(STREAM)用于评估脑卒中患者仰卧位、坐位和站立位(包括行走)的随意运动及基本移动能力恢复情况,该量表共有 30 个项目,包括 10 项上肢运动、10 项下肢运动和 10 项基本移动,其中上肢运动和下肢运动评估采用 3 分制(0~2 分,0 分为不能完成,2 分为正常完成),基本移动评估采用 4 分制(0~3 分,0 分为不能完成,3 分为独立完成);总分为 70 分。

脑卒中康复运动功能量表对脑卒中患者的康复变化较为敏感,具有良好的评定者内和评定者间信度及内在一致性。脑卒中康复运动功能量表如表 3-3 所示。

表 3-3　脑卒中康复运动功能量表

项目	分值	得分
仰卧位		
1.肘关节伸直时肩前屈 90°	2	
2.肘关节伸直(起始位肩关节 90°,肘关节充分屈曲)	2	
3.同时屈髋屈膝(双脚支撑在床上)	2	
4.在床上从仰卧位翻到任一侧(手臂介助减 2 分)	3	

续表

项目	分值	得分
5.桥式运动(两腿屈曲,抬臀)	3	
6.从仰卧位到坐位(两腿碰地,手臂介助减2分)	3	
坐位(以下7~14项中,受试者体位为两腿支撑,手放在大腿上)		
7.耸肩(双肩同时抬高)	2	
8.举手碰头顶	2	
9.手背触及腰骶部,并尽可能地伸向对侧	2	
10.肘伸直,臂尽量上举过头	2	
11.肘屈曲90°,前臂旋前、旋后(仅一个方向减1分)	2	
12.在充分伸展位握紧手指(腕不能伸展减1分)	2	
13.在充分握紧位伸展手指	2	
14.对掌(拇指与食指相对,指尖对指尖,围成一圈)	2	
15.坐位屈髋(尽量抬高膝)	2	
16.坐位伸膝(脚离地)	2	
17.坐位屈膝(患脚在前,然后向后滑动)	2	
18.在足跟不离地的情况下背屈踝(患脚在前)	2	
19.在脚趾不离地的情况下踝足跖屈(抬足跟)	2	
20.伸膝,背屈踝(能伸膝但不能背屈踝减1分)	2	
21.从坐位到站位(用手撑减2分,有不对称现象减1分)	3	
站立位(在23~25项中,保持一个稳定的支撑以维持平衡)		
22.保持站立20 s	3	
23.患侧伸膝,髋外展(保持髋水平)	2	
24.患侧伸髋屈膝	2	
25.膝伸直时,背屈患侧踝(患脚在前)	2	
站立和行走		
26.患肢跨上台阶或18 cm高的凳子(用扶手减2分)	3	
27.后退3步(均匀的3步,双脚前后放置)	3	

续表

项目	分值	得分
28.向患侧迈 3 步	3	
29.室内步行 10 m(直线,使用矫形器减 2 分,超过 20 s 减 1 分)	3	
30.两腿交替下 3 级楼梯(用扶手减 2 分,不能交替下楼梯减 1 分)	3	
合计:_____分;评测者_____		

脑卒中康复运动功能量表的评分标准如下:

1.肢体随意运动

0 分:无任何细微的运动。

1 分:①能部分运动,但有明显偏差;②能部分运动,动作相对正常;③能完成运动,但有明显偏差。

2 分:能完成运动,动作相对正常。

无法评分:运动不能测试(需要详细说明原因,如关节活动度受限、疼痛等)。

2.基本转移活动

0 分:无任何主动参与的活动。

1 分:①仅能部分独立地活动,需要帮助才能完成,并有明显偏差;②仅能部分独立地活动,需要帮助才能完成,但动作相对正常;③能独立完成活动,但需要器具辅助,动作有明显偏差。

2 分:在动作相对正常的情况下,能独立地完成这项动作,但需要器具辅助。

3 分:在动作相对正常的情况下,能独立地完成这项动作,不需要辅助。

无法评分:运动不能测试(需要详细说明原因,如关节活动度受限、疼痛等)。

附录　六项体质测试

附录一　椅子站立-坐下测试

1.测试目的

评价受试者腿部的力量和耐力。

2.需要设备

一把没有扶手的直背椅或折叠椅(44 cm 高),一块秒表。

3.测试程序

(1)将一把直背椅(或折叠椅)靠墙放置(意在保证安全)。

(2)受试者坐在椅子中间,双脚分开,与肩同宽,双脚可以稍稍前后分开;双臂交叉置于胸前,紧靠胸部。

(3)测试时,受试者完全站起来,然后完全坐下。

(4)记录受试者30 s 内从椅子上站立-坐下的次数。

(5)为了安全或者需要时,检查者可以用手臂帮助受试者。

4.评价标准

受试者至少完成8次或更多;假如完成次数少于8次,则受试者可能无法完成一些需要腿部力量的活动。

附录二　哑铃臂弯举测试

1.测试目的

评价受试者上肢的力量和耐力。

2.需要设备

一个 2.3 kg 重的哑铃，一个 3.6 kg 重的哑铃，一把没有扶手的直背椅或折叠椅（44 cm 高），一块秒表。

3.测试程序

（1）女性选用 2.3 kg 重的哑铃，男性选用 3.6 kg 重的哑铃。

（2）将一把直背椅（或折叠椅）靠墙放置（意在保证安全）；受试者哪条手臂更强壮，则坐得更靠近椅子的哪一侧。

（3）受试者用更强壮的手握哑铃，手臂自然伸直呈俯卧位，置于椅子一侧。

（4）受试者固定非运动的手臂靠近身体，以便仅有运动臂在运动。

（5）受试者向上弯曲手臂至最大限度，弯曲时逐渐向外旋转至手掌向上，然后手臂回到俯卧位，置于椅子一侧。

（6）检查者记录受试者 30 s 内完成的臂弯举次数。

4.注意事项

（1）受试者保证手臂完全弯曲，然后完全伸直肘部。

（2）在测试中，保证受试者上肢的稳定性和不摇摆是很重要的。

5.评价标准

受试者至少在 30 s 内完成 11 次臂弯举或者更多；完成次数少于 11 次表明受试者可能无法完成一些需要手臂力量的活动。

附录三　椅子坐姿体前弯测试

1.测试目的

评价受试者下肢的柔韧性。

2.需要设备

一把尺子,一把没有扶手的直背椅或折叠椅(44 cm 高)。

3.测试程序

(1)将一把直背椅(或折叠椅)靠墙放置(意在保证安全)。

(2)受试者坐在椅子前端,保持一只脚平放在地面上,另一条腿和膝关节向前下伸直,脚跟着地,踝关节弯曲呈90°。

(3)受试者将双手叠放在一起,保持两中指平行,吸气,呼气时通过弯曲腰部将中指伸向足尖方向(如超过足尖,需贴紧足尖前伸),保持背部伸直,抬头;膝关节伸直,踝关节弯曲呈90°,保持弯曲 2 s。

(4)检查者测量受试者的手指与足尖的距离,精确到 0.1 cm。受试者中指不能触到足尖时,将尺子的零点放到受试者脚尖上面,尺子其余部分放于受试者手臂下面,读数,保持尺子与受试者手臂的倾斜方向一致;当受试者中指超过足尖时,将尺子的零点放到受试者中指尖下面,随受试者的手前移,尺子其余部分放于受试者手臂下面,读数,保持尺子与受试者手臂的倾斜方向一致。

4.评价标准

女性的目标是手指至少超过足尖 5.1 cm,男性的目标是手指至少超过足尖 10.16 cm。假如不能达到这个目标,则受试者可能需要帮助才能完成需要下肢柔韧性的活动。假如受试者触到足尖,得 0 分;假如受试者的中指不能触到足尖,得负距离,如一7 cm;假如受试者的中指超过足尖,得正距离,如+2 cm。

5.注意事项

假如受试者患有严重的骨质疏松症,则不能进行该项测试;受试者避免做大幅度或者迅速的动作,绝不伸展到疼痛的程度。

附录四　双手后背伸展测试

1.测试目的

评价受试者上肢的柔韧性。

2.需要设备

一把尺子。

3.测试程序

(1)受试者将一只手绕过同侧肩部,并尽可能地伸向背部中间,手掌贴紧身体;同时将另一只手臂置于背部,手掌朝外,尽可能地向上伸展,努力触摸或者重叠住两只手的中指。

(2)检查者测量受试者两中指尖间的距离,精确到 0.1 cm,主要测量垂直方向两中指尖间的距离;先是右手在上重复测量 2 次(取最大值),然后左手在上重复测量 2 次(取最大值)。

4.评价标准

女性的目标是两中指尖间的距离不超过 12.7 cm,男性的目标是两中指尖间的距离不超过 20.3 cm。假如不能达到这个目标,则受试者可能无法完成一些需要上肢柔韧性的活动。假如两中指尖刚刚接触到,得 0 分;假如两中指尖不能接触到,得负距离,如一5 cm;假如两中指尖重叠,得正距离,如+2.5 cm。取最好的成绩。

5.注意事项

假如受试者测试时感到疼痛,马上停止测试。

附录五　　起立行走测试

1.测试目的

评价受试者活动的速度、敏捷性和平衡性。

2.需要设备

秒表,一把没有扶手的直背椅或折叠椅(44 cm 高),锥形标志物,尺子。

3.测试程序

(1)清除测量区域的障碍物。

(2)将一把直背椅(或折叠椅)靠墙放置(意在保证安全)。

(3)离椅子 2.44 m 放置一个锥形物或相似的标志物,锥形物放于 2.44 m 处的靠近椅子侧,确保从椅子至绕过锥形物的路线畅通。

(4)开始测试时,受试者完全坐好。

(5)当检查者说"开始"时,受试者尽可能快地站起来并走向锥形物,然后安全绕过锥形物并返回椅子坐好。如果受试者通常使用拐杖或助行器,则在测试时也可以使用。检查者记录从说"开始"到受试者坐回椅子的时间,精确到 0.1 s。为获得最佳结果,可进行 2 次测试并取最好的结果。

4.评价标准

受试者应当在 9 s 或更短的时间内完成测试。假如受试者需要更长的时间才能完成测试,则其可能需要帮助才能安全地从一个地方运动到另一个地方。

附录六　6 min 步行测试

6 min 步行测试是老年人体适能测试的一种,主要用来测试老年人身体的机能健康情况。该测试是库伯 12 min 跑测试的修正;对于使用矫形装置步行的人以及维持平衡困难的人,可以采用 2 min 台阶测试。

1.测试目的

测试受试者的有氧运动能力。

2.需要设备

标记路径距离的测量尺,秒表,用于休息的椅子。

3.测试程序

步行路线位于一个长度大于 20 m 的矩形区域内,一般设定为周长 100 m(长 45 m,宽 5 m)。

4.评价得分

测量受试者 6 min 内步行的距离,精确到米,然后按照下面的公式计算标准运动距离(身高的单位为 cm):

男性:步行距离(m)＝867－(5.71×年龄)＋(1.03×身高)。

女性:步行距离(m)＝525－(2.86×年龄)＋(2.71×身高)－(6.22×BMI)。

5.优缺点

本测试的优点是只需要极少的设备和成本,缺点是对身体非常健康的人来说太容易,因此其他跑步测试可能更适合。

主要参考文献

一、中文文献

[1]妞建中,陆猛,夏昭林.应用 OARS 问卷对社区老年人 ADL 功能的调查[J].上海预防医学,1998,10(7):301-304.

[2]乔玉凤,刘学军,杜毓锋,等.基于照护者的老年综合评估衰弱指数问卷的汉化及信效度检验[J].中华老年病研究电子杂志,2016,3(3):16-23.

[3]王坤,陈长香,李淑杏.衰弱综合评估工具的汉化及信效度检验[J].中国康复理论与实践,2017,23(1):72-76.

二、外文文献

[1]STUCK A E, SIU A L, WIELAND G D, et al. Comprehensive geriatric assessment: a meta-analysis of controlled trials[J]. Lancet, 1993, 342(8878):1032-1036.

[2]GEORGE L K, FILLENBAUM G G. OARS methodology, a decade of experience in geriatric assessment[J]. Journal of the American Geriatrics Society, 1985, 33(9):607-615.

[3]GURLAND B, GOLDEN R R, TERESI J A, et al. The short care: an efficient instrument for the assessment of depression, dementia and disability[J]. Journal of Gerontology, 1984, 39(2): 166-169.

[4]GURLAND B, KURIANSKY J, SHARPE L, et al. The comprehensive assessment and referral evaluation (CARE)—rationale, development and reliability[J]. The International Journal of Aging and Human Development, 1978, 8(1): 9-42.

[5]LAWTON M P. A research and service oriented multilevel assessment instrument[J]. Journal of Gerontology, 1982, 37(1): 91-99.

[6]GEORGE L K, PALMORE E, COHEN H J. The Duke center for the study of aging: one of our earliest roots[J]. Gerontologist, 2014, 54(1): 59-66.

[7]ALEXANDRINO-SILVA C, ALVES T F, TOFOLI L F, et al. Psychiatry life events and social support in late life depression[J]. Clinics, 2011, 66(2): 233-238.

[8]HAYWOOD K L, GARRATT A M, FITZPATRICK R. Older people specific health status and quality of life: a structured review of self-assessed instruments[J]. Journal of Evaluation in Clinical Practice, 2005, 11(4): 315-327.

[9]LIAM S, FLETCHER A E, STIRLING S, et al. Randomised comparison of three methods of administering a screening questionnaire to elderly people: findings from the MRC trial of the assessment and management of older people in the community[J]. BMJ, 2001, 323(7326): 1403-1407.

[10]RAI G S, KELLANDA P, RAI S G, et al. Quality of life cards-a novel way to measure quality of life in the elderly[J]. Archives of

Gerontology and Geriatrics，1995，21（3）：285-289.

[11]DE LEO D，DIEKSTRA R F，LONNQVIST J，et al. Leipad，an internationally applicable instrument to assess quality of life in the elderly[J]. Behavioral Medicine，1998，24（1）：17-27.

[12]BRANDAO M P，MARTINS L，PHILP I，et al. Reliability and validity of the easycare—2010 standard to assess elderly people in Portuguese primary health care[J]. Atención Primaria，2017，49（10）：576-585.

[13]CRAIG C，CHADBORN N，SANDS G，et al. Systematic review of easy-care needs assessment for community-dwelling older people [J]. Age and Ageing，2015，44（4）：559-565.

[14]MELIS R J，VAN EIJKEN M I，TEERENSTRA S，et al. A randomized study of a multidisciplinary program to intervene on geriatric syndromes in vulnerable older people who live at home（Dutch easy-care study）[J]. The Journals of Gerontology，Series A：Biological Sciences and Medical Sciences，2008，63（3）：283-290.

[15]PHILIP K E，ALIZAD V，OATES A，et al. Development of easy-care，for brief standardized assessment of the health and care needs of older people：with latest information about cross-national acceptability [J]. Journal of the American Medical Directors Association，2014，15（1）：42-46.

[16]JOHN E M，MALMSTROM T K，MILLER D K. A simple frailty questionnaire（FRAIL）predicts outcomes in middle aged African Americans[J]. The Journal of Nutrition，Health & Aging，2013，16（7）：601-608.